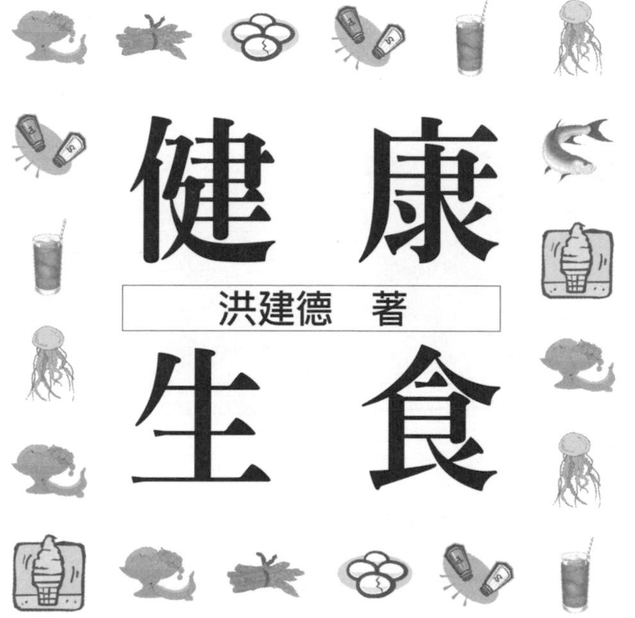

健康生食

洪建德 著

序 寧靜革命的新紀元

一般民眾對於生食都有隱憂，認為生食未經烹調容易造成細菌污染而引起食物中毒。在此我要澄清這個錯誤觀念，因為倘若無衛生的觀念，即使熟食亦會產生食物中毒問題，例如我們煎完魚後再將魚放置在已有生魚血水的盤子上，這樣的熟食與生食毫無差別，所以良好的衛生條件、良好的個人飲食習慣才是促進健康的重要因素。

現代醫學講究的是實證，這需耗費長久時間以及龐大資金，除了醫學上的藥物會有人如此實驗外，食物是無人會如此做的，因為大家都只關心醫學臨床上的新藥研發，經費動輒數十億美金，而食物的醫療效果又有誰會關心呢？

食物的生食療法無論是在中西兩方都屬傳統醫學的範圍。傳統醫學相對於現代醫學的實證，是經驗醫學的累積。中國歷史源遠流長，故整個東亞地區都有著中國四千年智慧結晶的論著；問題是，東方國家近兩百年來在西洋船堅砲利的侵襲之下，人們逐漸遺忘現代醫學或傳統醫學事實上都是注重根本治療，並非以打針、吃藥為基礎，也就因現代人們迷失在打針、吃藥之中，所以更加顯出基本保健的重要性。基本保健的重要性在我的著作當中，無論是以現代醫學的觀點或今天以經驗醫學的觀點談起，皆是「吾道一以貫之」。

自古以來，所有醫師的終極目標就是要改變人類的基本體質，或是將病人治癒；但將病人治癒或改變人類體質都是相當困難的，於是我試著蒐集有關生食方面的日本漢方醫學，以及傳統中國醫學，再加上現代實證醫學有關營養的部分，使之融會貫通，撰寫成《健康生食》這本書，希望「生食」——根本、重要且容易做到的飲食治療，能夠再度成為人們注意的焦點，使全國民眾更加健康。

在此我要提倡的是「醫食同源」，一個好的醫師應該注意到病人的飲食，因為病人的飲食對於個人的健康有百分之五十以上的影響力，因此無論我以醫師或營養學家、廚師等觀點來看，食物的選擇都是如此的重要！

在此也請大家注重本書的特點，就是食物要講究「新鮮、自然、原味、變化」，以及「食物要有季節性」更是本書最重要的新論點。個人非常不願意以禁止的方式要求病人的飲食，但不幸的是，國人雖在傳統養生醫學的教誨之下，但近年來反而吃進更多的脂肪、調味料、鹽分與辛香料，這些過度的刺激使得我們的交感神經更加興奮，除了會造成人們情緒的變化之外，亦會造成腸胃道、腎臟、內臟更多的疾病。

在進入食品科學時代的今日，有些國人非常洋化，與美國人一樣，開口閉口就是iced cool，吃任何東西都要冰冰的，最好是〇℃。這樣的飲食習慣造成許多現代人便秘的情形，也就因便秘而造成許多大腸疾病。大腸癌的上升除了是因吃進過多脂肪引起之外，是否與冰水造成便秘有相當大的關係呢？這是値得我們深思的問題。

在台灣有許多人對於我們現有的食品以及對政府的食品管制一點都不關心，這樣的漠不關心造成市面上飲料含糖量、黏稠劑過高，添加了許多不該有的東西，造成人類更多的負擔。也由於我們吃進了很多的肉、很多的糖、很多的酸性食物，對於食之無味的鹼性食物，如海草、青菜，反視之爲敝屣，這都是不對的。雖然過去所吃的豬油在今日是大量減少了，可是奶油卻是如洪水猛獸般地大量進入台灣人們的生活中，無論吃西餐、麵包、蛋糕，喝牛奶、醱酵乳，我們都比其他國家加入了更多大量的奶油，而這些都是先進國家避之唯恐不及的，可是我們卻趨之若鶩全盤接受。

今天我們談生食並不是一味地、盲目地叫大家一看到生的東西就拿來吃，造成大量的食物中毒；相反地，我們是希望大家能重新以正向思考來挽回現在似是而非的逆向思考，多加以思考到底誰說的話才是對的。

前言

生食療法開門見山：如何避免食物中毒

生活於台灣的人，極大部分都有食物中毒的經驗，雖然近年來經濟成長、食物普及，但食物中毒的情形仍然常見，原因乃是人類攝取有害食物，引起了生命與健康的障礙。由於生食的食物未經烹調，一旦處理不當便易造成食物中毒，這是不容忽視的地方，所以在此跟各位讀者談談所謂的「食物中毒」。

狹義的食物中毒爲：「攝取含有細菌及細菌產生的毒素，引起以急性胃腸炎爲主要的疾病」，因爲百分之九十的食物中毒是由細菌所引起的。以日本而言，他們有醫師報告食物中毒的法令，但學者仍然認爲實際發生數應爲報告數的十倍至一百倍，從衛星資料上看來，歐美國家的沙門氏桿菌中毒亦然，不過由於醫療技術精進、醫師水準整齊、衛生設備充實，日本死亡人數於戰後已有大量減少的趨勢。

其實自然界的土壤中、腐木上、池水中、動物身上，甚至於人體內都有數不清的菌落，不過這些菌種大多數是不致病的，它們只是與環境共生，無論這環境是死體、無生物或生物；而有些菌種是會致病的，它會引起生物體生病，如嘔吐、腹瀉，或休克死亡。

細菌到底多小？一個球狀的細菌大約是千分之一毫米，桿菌則長達千分之二毫米，當然還有比細菌更小的病毒，一般光學顯微鏡放大至一千二百倍仍無法見到，其大小約爲細菌長度的四分之一，體積的百分之一至三之間。

食物在大自然當中受空氣對流帶來的孢子，或是來自動物肢體的污染（如以手處理食物），使得食物上的菌種有所改變，這改變引起食物的腐敗，因爲細菌把食物吃掉了，又放出它的代謝物——毒素，造成生態上其他正常菌叢的改變，導致人體生病。因此現代醫學及食品科學便利用細菌學上消毒、殺菌、無菌操作的技術來達到食品衛生的目的，這是現代人比古人幸福之處。同時，爲了能大量製造，造福更多蒼生，食品加工亦利用微生物來醱酵醋、醬油、酒、乳酪、酸奶等，可以大量、便宜，且全年不分時令季節地生產食品。也由於製作過程有細菌學觀念，故食品較不易變味、腐敗。

食物腐敗與菌種、溫度、濕度、氣壓分壓，及生態上的營養素、化學、物理條件有關。在濕度方面，一般要求較高，因爲一切的生理都要在水中作用，包括營養素也得溶於水才能吸收。溫度與菌種有關，有些菌種需在四五～七五℃的高溫下才能正常生長，有些則需在○～二五℃的低溫下，一般而言，細菌於一五～四五℃下發育較正常，人體三七℃體溫對多數細菌是相當適合。氧氣的分壓也會影響菌種的發育，在正常氧氣之下細菌發育快速，這與高等生物的生理呼吸作用有相同酵素，稱爲好氧氣菌。

通常需氧氣三～一○%程度的稱爲微好氧氣菌，大部分細菌是在氧氣低的情況下生活，故稱爲通性嫌氣菌；而嫌氣性菌則在有氧氣情況下無法發育。酸鹼性亦會影響細菌的生長，如乳酸菌喜歡酸性環境、霍亂菌喜歡鹼性，但大部分的細菌是喜歡中性溶液的。

日本「技術百科」第二卷書籍上曾如此寫著，日本料理的調理師已經有點神經質的害怕食物中毒的發生，這一點，身爲日本遊客的我可察覺得到，因爲當客人來時，師傅們會再將手洗淨一遍，而且由於日本受過江戶時代的高壓統治，所以職人（專業技術人員）個個都非常盡力的將事情完成，甚至有點神經質。也就因日本人做事的認眞，所以在炙熱夏天裡，依舊可在日本吃到許多新鮮的沙西米，食物中毒的現象並不因溫度升高而增多。

直至目前，日本國內每年仍有三萬人感染食物中毒，一旦發生食物中毒後，該餐廳的信用便完蛋了，賠償問題也應運而生，由於日本的罰則非常重，業者亦有可能遭受到停業處分，因此主廚（食品衛生責任者）所受的壓力，可想而知是非常大的。

食物中毒可分爲好幾種，其中細菌性中毒是大家較爲注意的，不過除了細菌性中毒外，還有自然毒，如天然草藥等。事實上，幾乎本草與礦物質都有其毒素，本草在人體治療時稱爲「藥」，在人體需要時稱爲「養分」，若超過人體所需便成毒了。而化學性的食物中毒除了本草、礦物質之外，在今日食品工業、化學工業的發達之下還會製造出更多的毒素出來。當然還有所謂的病毒性中毒，如A型肝炎等，不過那又是另外一種。

細菌毒素可以分爲感染型與毒素型。常見的感染型有大腸桿菌、沙門氏桿菌、Cambylobacter、Yersinia welch。自然界有自然界的毒素存在，如有些菇菌類有毒不能吃；我們也常聽到馬鈴薯發芽不能吃；另外，動物性食物中毒，如河豚的神經毒素與一些有毒的沙鮻，以及有些貝類在某些時間及地方是不能吃的（如鳳螺、牡蠣、西施舌），這些東西我們若不慎吃下，可能造成食物中毒。

而化學性的有毒物質主要是農藥、殺鼠劑、殺蟲劑、消毒藥品、防腐劑（亞鹽酸鈉鹽），以及有毒金屬如砒霜、鉛中毒等。

廚師在食品調理上最需注意的是細菌性中毒，因爲極大部分的食物中毒都是藉由細菌感染，所以廚師應極力預防食物的腐敗與保持食物清潔，而這就牽涉到滅菌、消毒與防腐。

殺菌就是殺死微生物的總稱，經過細菌細胞的機械性破壞、蛋白質的變性、菌體構成成分的非特異性物理變化，達到消滅細菌的目的。殺菌有各種不同程度的強度，滅菌是把物體所含的微生物充分消除；消毒則是把對象物中的病原微生物殺死，以消除感染的危險，所以消毒並未實際滅菌。防腐則是在不影響食品的情況下，添加阻止細菌增殖作用且具持續性的物質。

常見的殺菌、消毒法有下列數種：

1.物理的殺菌法：利用熱式光線殺菌，爲古老方法的新應用，比如紫外線二六〇～二八〇nm波長的殺菌燈，應用在空氣中殺菌。近年來的放射線對食品的殺菌，也是一種舊法新用。

2.巴斯德消毒法：於一百多年前由細菌學之父巴斯德發現，應用於酒類的消毒，但不影響風味。不久之後亦應用於牛奶的消毒，在六二～六五℃下放置三十分鐘，能夠殺死細菌與外孢子，且不影響牛奶的營養價值。

3.**煮沸法**：在一〇〇℃下，只要五分鐘便能殺死一般的細菌，十分鐘則連孢子也可以殺死，一般人容易利用。

4.**氣壓蒸氣滅菌**：以沸水的蒸氣三次操作，殺死孢子型的細菌。或在一一五・五℃、一・六八氣壓下三十分鐘；或在一二一・五℃、二・〇二一氣壓下十分鐘，可以用在手術及醫學器具上的殺菌及罐頭食品。

5.**乾熱法**：於一六〇～一八〇℃下，加熱二十至四十分鐘。

6.**石炭酸消毒法**：材料爲酚濃度三～五％，用於器物消毒。而甲酚的消毒性爲酚的兩倍，毒性又低，亦用於器物及手指的消毒。

7.**界面活性劑**：又稱陽性肥皂，殺菌力強，無臭、無味、毒性低，有洗淨作用，又有防臭效果，〇・五～三％的溶液可廣泛應用，手指的消毒需濃度一％，而器具的消毒則需一～三％。

8.**醇類消毒法**：最常用的是酒精，學名乙醇（C_2H_5OH），濃度七〇％時殺菌力最強，其他醇類有三〇～七〇％的使用，用於手指消毒，但對芽孢及病毒無效。

9.甲醛消毒法：甲醛又稱福馬林，爲濃度三七％以上的水溶液，不過濃度一～一・五％時便可用於一般性消毒。

10.鹵素消毒法：常用的鹵素消毒法是碘，有很強的殺菌力，在短時間內能殺死芽孢，碘酒及優碘是大家常用的。此外，還有氯酸鈣CA（OCL）$_2$，常用在游泳池、排泄物的消毒。

11.氧化劑：最常用的是雙氧水，有很強的氧化力，濃度爲三％，可把無孢子細菌在數分鐘內殺菌，刺激性小，可用於洗滌創傷口內洗淨用。近年來，台灣商人用雙氧水漂白豬的輸卵管（俗稱粉腸）及雞肉，因此有許多消費者向有關單位反應雙氧水過度的濫用。而臭氧由於濃度要求高，使用不易。

雖然現代有許多有效的消毒殺菌劑及方法，但是食物的無污染操作，以及衛生觀念仍有待加強，例如，不以污染的器具及手介入食物，以及適當地保持食物；在冬天也該避免剩菜放置室溫下，應放入冰箱。有更正確的飲食習慣及衛生，才能有助於食品衛生的維持，以及有益身體健康。

目錄

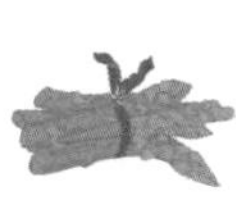

蔬菜——073

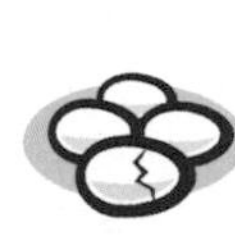

蛋類——105

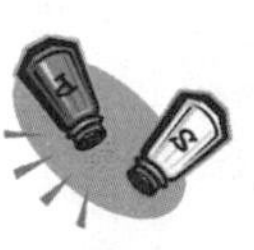

調味料——119

糖類——167

茶類——177

水果

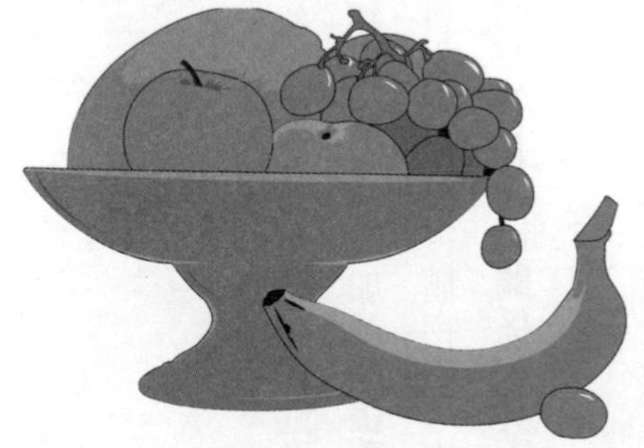

水果的色香味

水果呈綠色是因其含葉綠素所致，當它還是綠色時，維生素C含量較多，隨著水果的熟成，葉綠素分解，綠色便漸消退，而接著花青素與胡蘿蔔素會增加。胡蘿蔔素不溶於水，是脂溶性物質，也是維生素A的前身，以β（貝它）型存在植物中（水果比蔬菜含量還算少）。它的生成與外界溫度、酵素、陽光的照射有密切關係，其不同的分子式會呈現黃色至橙色，甚至紅色的顏色。

水果削切後呈白色或黃色，但隨著時間而變褐色，這是由於果肉中的多酚化合物與氧化酵素作用，變爲褐色之故。此外，一些果酸與胺基酸也參與，爲了防止褐變，人們以加熱使酵素變性，或是洗食鹽水，使酵素活性減弱，或增加還原物質如維生素C，這個方法在食品工業榨果汁中是一個必要步驟。

已知的水果香味物質便有數百種之多，包括乙醇（即酒精，不用害怕，因其含量太少了，即使吃下一頓的水果也不會醉）、乙醛、丙酮、酯類、松烯（Terpene）、內脂（Lactone）。不同的水果不同的組合，所含的濃度也不同，造成各個水果有不同時期的香味；甚至於產地不同，香味也會不同。

水果的礦物質多，也會影響口感味道，一般鉀離子較多，一〇〇～三〇〇毫克／一〇〇公克果肉中，其次是鈣、鎂，不過比蔬菜少。在製造水果罐頭時，這些礦物質會隨著加水處理而流失。

水果成熟後，相當多汁、柔嫩，這是因為在兩層細胞壁之間的果膠因為成熟而增量，水溶性增加，在細胞壁之間的纖維素、半纖維素也分解，因此柔軟可動性增加。這時把水果作成果醬或果膠也是時候了，因為水果熟軟的要件——果膠與有機酸、外加砂糖就能夠做出各式各樣的新鮮果醬，等你早餐時來享用了。

水果糖分的神秘與省思

當一個糖尿病的醫師，最常被問的問題其一是：「甜的水果可以吃嗎？」另一方面，減肥者最常發問的問題之一是：「爲了減少熱量是否要吃不甜的水果？」

首先我們要檢視水果的糖分，依日本伊藤氏分析，大致可區分爲五碳糖、六碳糖、寡糖、多糖、複合多糖、醇糖。果實中所含的糖大多爲單糖的葡萄糖、果糖、木糖、核酸糖。而甜不甜則要視蔗糖、果糖、葡萄糖含量多少決定，其中果糖的甜度最強、蔗糖次之、葡萄糖再次，其餘的糖就不太甜了，至於多糖類、果膠雖然是糖類，可是一點也不甜。

許多水果在貯藏過程中會變甜，那是因水果的自體分解，把較無味道的多糖分解爲較甜的糖而已，因此，是一種成分的重新分配，並不是什麼神秘道理，熱量也不會增加，減肥者大可不必要採不甜的水果吃！至於較甜的水果是否較易使血糖上升，這也是無稽之談，因爲血糖的上升非常複雜，每天吃同樣的水果，上升程度也不一定會一樣，相當沒有「再現性」，因此吃甜與不甜的水果不容易從學理上得到明證。

人活著總是要吃喝滿足口慾，水果的演化也是爲了要讓動物受誘吃下，然後再將種子經由動物帶往較遠的地方繁衍後代，再長一棵棵果樹，再結一些好吃的水果，如此生生循環不已。有次演講時，我問台下聽眾：「一百萬年前的原人時代，我們老祖宗多久能吃到一餐飽腹？」居然有新新人類答道：「很簡單，跑到果園去就好了。」殊不知人類的農業發展再久也才一萬年前的事，果樹的栽培更晚，而柑橘類的培育也只是這幾百年的事。今日有好吃的水果不過近幾十年的事，從小到現在，我所看到的是更大、更甜的水果被研發，以及農民的極力推廣栽培。

現代人類能夠吃這麼多香醇、酸甜調和、營養有致的水果（含豐富的維生素、礦物質、纖維），眞需要好好惜福。

萬能的番茄

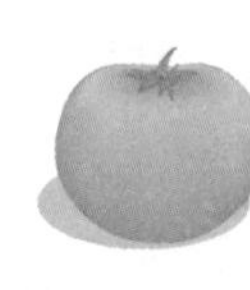

番茄在南部稱「柑也蜜」，在台北稱「嘔柿也」，而受過日本教育的人稱TOMATO，國語族的就稱番茄，其實都是指一樣的東西，因爲它的品種太多了，有些當蔬菜，有些當調味料原料，有些則當水果。

櫻桃番茄，有黃色種及紅色種，都相當甜，不比其他水果差，酸度又好；溫室番茄，呈桃色，在果臍這地方有突出，果內較均勻較柔，果漿部分較少，可以做料理，如義大利菜即使用其果肉；黃番茄不好吃，皮較硬，成燈泡狀，香味較不吸引人；鹹園番茄果漿多，南部多栽培，甜度雖不高，但是香味好，番茄的營養是熱量特別低，一〇〇公克才一六五卡，富含鈣二二〇毫克／一〇〇公克，鐵、鉀、維生素A、C，因此可預防中暑、慢性病，尤其是高血壓及心臟病等病症。近年發現番茄紅素雖然不是維生素A的前身，過去看似沒有量表，可是卻含有調理心臟病的成分，南歐人士多吃番茄的調味醬，如番茄比薩、番茄麵條、番茄飯等，就比北歐人少心肌梗塞症狀。夏天即使不中暑，也可消暑止渴、降火開脾，有神奇速效，因此不要久煮，才能享受到大地給我們的健康。

番茄也可以加入各式沙拉中，當作調味，一方面增加色澤，一方面均衡營養，又可以促進食慾。番茄醬除了義大利菜之外，我們也可以用來炒飯，千萬記得上桌前才倒，以免過熱破壞。另外，番茄醬可以加在油炸食物上，沾著吃，可以中和油炸食物的過氧化物，減少癌症與慢性病的機會。更可以加入動物性葷食中當作調味料，比如煎了魚，可以加入醬油與番茄醬的Sauce，豬肉也可以加番茄調味；更可以番茄製作點心，比如土司夾番茄，餅夾番茄，或是冰品上面加上番茄。日本人則認爲，他們的胃病可以用番茄來防治，其作用可防止異物附著在胃壁上，而其纖維更能預防大腸癌。

吃多了肉類，減肥中、感冒時、疲勞過度，都可以順手拿一顆番茄吃，一定可以達到預期的效果。

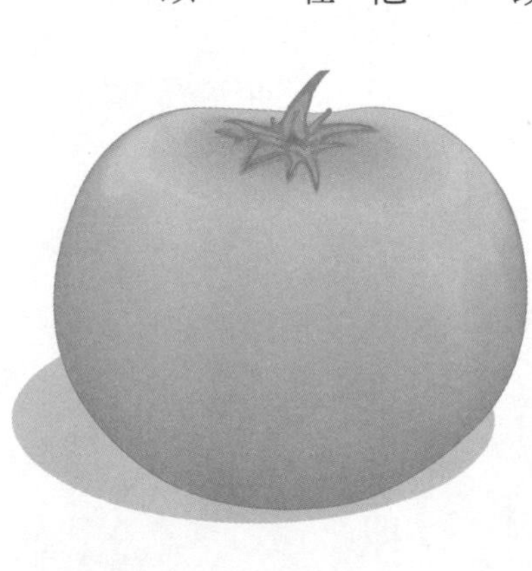

嗜肉族的搭檔——鳳梨

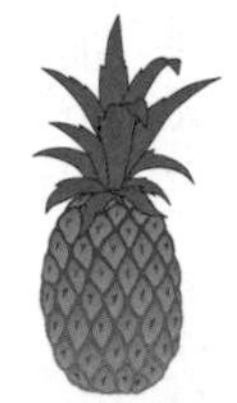

吃鳳梨有些人的嘴巴會破，因爲它含有菠蘿蛋白酶，會分解蛋白質的緣故，也因此鳳梨很容易幫助胃內食物的消化。

鳳梨，日本人稱法是外來語音譯，而德國人則跟法國人稱Ananas。因爲含有許多琥珀酸、蘋果酸、酒石酸、維生素B_1、B_2、C，食物纖維，因此夏天可以消除疲勞，增進食慾。又因爲蛋白酶到了腸道仍然有作用，對於分解一些廢物以及不受身體歡迎的代謝產物有非常重要的功能。除了增加營養，還可以減少疾病，如癌症等，因此生食相較於熟食而言，不只是關係著維生素C被加熱破壞，還有一些自然界相生相剋的物質也一起消失，造成身體的排泄物更不利於身體，鳳梨針對這個問題作了解答。只可惜嘴巴有潰爛發炎者；胃、十二指腸發炎潰瘍者不能食用（但可以吃鳳梨罐頭，因爲蛋白酶已經破壞了）。由於它所含有機酸成分均勻，可以增進食慾，所以也可做甜點的配角；或當成主角；鮮果汁、沙拉醬汁都可以因爲鳳梨香甜微酸的汁液而令甜點或料理更好吃；甚至鳳梨也可作爲漬物，成爲早餐的良伴。

在南部的山坡地，鳳梨盛產期間，因鹽漬成「鳳梨也」，是許多家庭的記憶。雞尾酒上也可以用鳳梨，不只調味，也可以增添視覺享受。油炸海產時，除了用醬油之外，也可以用鳳梨鮮汁調味，或是紅燒海產時，上桌後再淋上鳳梨鮮汁。

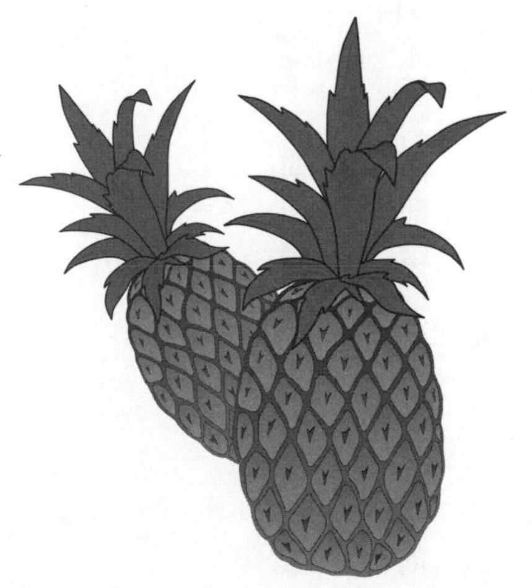

心血管病的救星——奇異果

這是維生素C特別多的水果，可以美容、漂白、防止老化，因此千萬不要煮或加熱，否則功虧一簣。更可貴的是，它同時含維生素A、E及鉀離子，因此對於美容及保健有多倍相乘的效果，尤其對高血壓的老人家而言是最佳水果之一，對心臟病的中老年人更是不二水果。另外，含有一一〇毫克／一〇〇公克的鐵更是水果中少見的補血聖品，尤其年輕少女及少婦月經過多，更是補充材料的大好機會。另外，它富含可溶性食物纖維——果膠及蛋白酶，可以幫助消化，預防便秘，以免造成日後大腸癌、憩室症候群等疾病。

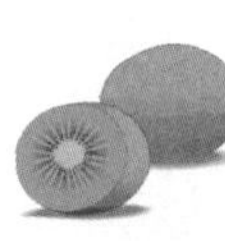

基於以上理由，食肉族的紐西蘭人對這個外貌奇醜的水果會特別照顧改良，就是這個道理。嗜肉族怕心臟病、大腸癌、老化，吃奇異果就沒錯，除了空腹生吃之外，也可以覆蓋在肉料理上當調味片，一面橫切非常好看，更可以消化肉類的纖維，另有

一個吃法，我是用海鮮或者油炸過的中華料理，可以利用奇異果來中和其中的過氧化物。奇異果也有去除臭味的作用，在綜合果汁裡亦可以添加，更收均衡之效果。

奇異果硬的較酸，但是脆、軟的比較甜，喜歡吃甜的可以買回家後與蘋果或香蕉一起包在一個塑膠袋裡，封口幾天，奇異果會吸收蘋果或香蕉的遺氣而變軟，這時就很甜。

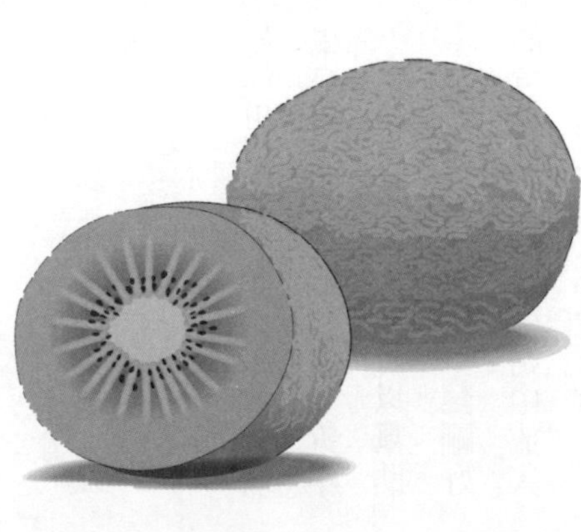

乳品的最佳拍檔——草莓

日本人習慣把草莓壓汁與牛奶混成乳液，喝了以後可以去油脂，柔潤肌膚使其光澤艷麗。其實都是拜維生素C之賜，維生素C可以治牙齦出血，近年來少年人吃泡麵日眾，造成新世代的營養不良，本品應勢而出，可以幫助這些朋友防治壞血病。

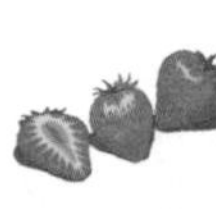

草莓還可以與其他製品搭配，因為牛奶較淡，油多，草莓剛好汁多、味酸，可補不足，而視覺上「雪裡紅」那種抽象畫的意境，無論是牛奶中放入草莓，或是奶油「冰淇淋」中放入草莓，或是起司，酸乳配草莓年輕人都會喜歡，又有均衡營養之效。夏天許多人都吃不太下，其實在夏天以水果的色、香以及酸味，下菜是一個很好的選擇。將來草莓能夠在夏天盛產，一定大發利市。草莓也可以與白菜、萵苣及綠色葉菜作成沙拉，也可以當前菜的配菜，或白肉海產的配菜。

到日本觀光在草莓盛產的季節常常有到草莓園吃到飽的旅行團，進園後每人分一小杯的煉乳在限定的時間內隨意吃，很受婦女及小朋友的歡迎。大概草莓的外表及香氣特別令人感到甜蜜而滿足，這也是草莓受人喜愛的原因吧！

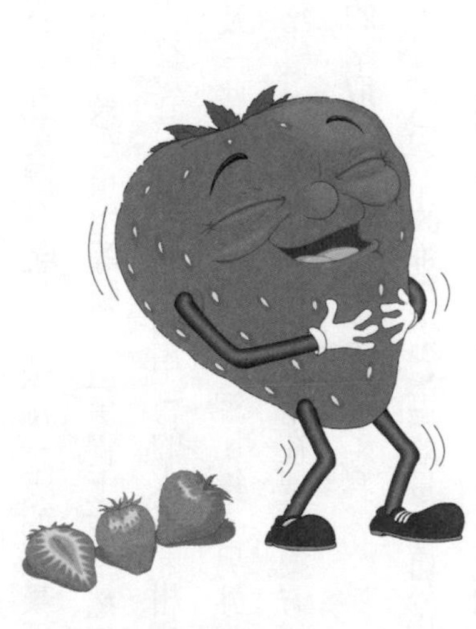

你有所不知的柑橘類

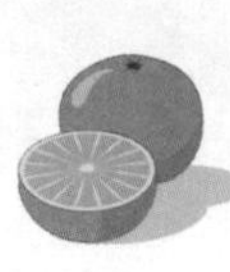

大家都說多吃橘子可以增加維生素C，在美國甚至於主張每一天的水果至少有一樣是柑橘類，所以維生素C跟柑橘幾乎畫上等號。但事實上並不然，因爲富含維生素C的水果很多，橘子只是其中含量「適中」的水果。柑橘類除了含維生素C外，還有很高量的葉酸，以及一些礦物質，如鈣、鉀、鎂，另外維生素B_1及菸鹼酸含量也不少。柑橘類還可用在冷盤、沙拉、糕點以及用在傳統藥方的製劑裡面。現在流行的香精油也有許多柑橘類的萃取，有去痙攣、安神之效。

美國農業推廣科統計的結果，每個人平均有六〇%的維生素C攝取量來自於柳橙汁。我再三的強調，吃新鮮的柳橙優於喝柳橙汁，因爲有其他更多的好處，比如每一個柳橙含三公克的纖維，這就是喝柳橙汁所吃不到的。

柑橘屬於「芸香科」植物，很早以前只於東南亞出現，所以古代歐洲不易吃到柑橘，而美洲的柑橘則於哥倫布時從歐洲帶過去的。現在美國最大的柑橘產地是佛羅里達以及加州，因爲柑橘爲亞熱帶水果，而這兩州的氣候、土壤較適合。由於氣候的不同，柑橘表皮的顏色也有所不同，比如在台灣中南部或是美國佛羅里達州，由於白天跟晚上的溫差不大，一般而言都是相當的溫暖，所以非常成熟的橘子，也可能是綠色的，即綠色的橘子不一定酸。而在溫帶，如加州的中北部，由於早、晚溫差大，所以橘子皮的顏色較橙黃。

形成柑橘類果皮顏色最主要有兩個因素：一爲再綠化。由於柑橘在開花時同時也能夠長葉子，當成熟橘子的果皮，會從該棵果樹得到葉綠素，所以表皮才能呈現綠色，因此一個成熟的橘子可能有綠色的外表，而裡面是成熟的果肉；二爲一些柑橘的製造商，使用了一些色素來增加橘子皮的顏色，由於加州、亞利桑那州的橘子在成熟時，表皮已呈黃綠，所以他們的法律禁止柑橘製造商使用染料，甚至無毒的染料。

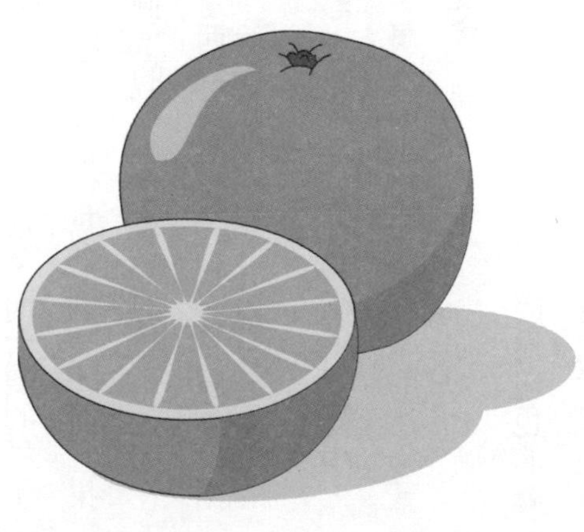

柑橘可分爲柳橙、橘子、柚子、檸檬。在英文裡Orange是爲柳橙，而台灣的橘子是Mandairins。Mandairins與柳橙的區別是，Mandairins的果皮很容易被剝開，而且果肉之間的瓣也非常容易剝離。以前歐洲原本是吃不到橘子的，來自東方的橘子後來在地中海的沿岸種植，所以現在歐洲所吃的橘子大部分是西班牙、義大利、希臘、前南斯拉夫沿海所種植的橘子。

美國大部分橘子的種類，是阿爾吉利亞的Tangerine，此橘子比台灣橘子來得小，甜度與酸度都非常夠。日本也有很多的橘子，且較小，果皮較細薄，因日本的空氣較美國潮濕之故。空氣愈潮濕的地方所產的橘子，其果皮會愈薄。

愈重的橘子愈有汁，吃橘子時，請不要將橘子瓣上白色的絲拿掉，因爲白色的絲含有非常高量的維生素C，以及會降低膽固醇的果膠，是人體所必需的營養素。很多糖尿病患者很怕吃甜的橘子，其實所有的柑橘類、水果（不論是成熟或不成熟）所含的碳水化合物量可能都是接近的，而成熟的水果，只是澱粉含的較少，單糖含的較多，所以比較甜，對於血糖的控制是無關。

柳丁切片直接吃比較香，不要打成汁，因爲維生素C長期暴露於空氣中，其養分會遭受破壞。在美國，柳橙常被做成柳橙汁，筆者長久以來一直灌輸讀者一個觀念，喝柳橙汁比吃柳橙更容易攝取過多的熱量，因爲一次喝進的柳橙汁分量就相當於吃進許多顆柳橙，如此會造成攝取過多的熱量而肥胖。

另一種柑橘類——檸檬，則多用在料理或吃生魚片時，多半將其壓成汁淋在食物上，或加些蜂蜜做成檸檬汁。而葡萄柚在美國的吃法則是將葡萄柚切一半，加上糖，不過此吃法會增加很多的熱量，最好的吃法是像柚子一樣一片一片的直接吃果肉。

有若乳酪的水果——酪梨

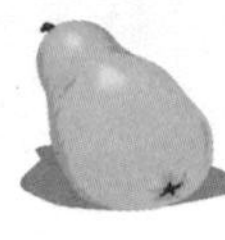

它是長在非常高的樹上，樹長可高達二十米。學名爲Persea americana，英文名叫Avocado，法名爲Avocat，是少數具有脂肪特性的水果。它原產於熱帶非洲，可能是相當古老的水果，在加州曾發現其六千萬年前化石，品種很多，現在世界各地都有栽培。在夏天可以吃到的是瓜地馬拉種，達六〇〇公克，小而香的是墨西哥種，才八〇公克，秋天可吃到的是西印度群島種。現在熱帶地方大多都有栽培，台灣亦然。一般而言，脂肪含量約二七%上下，其中不飽和脂肪酸含量占七〇%以下（包括大家耳熟能詳的多元不飽和脂肪酸如亞麻酸等），維生素B_1〇・一毫克、B_2〇・二二毫克／一〇〇公克，是水果含量最高之一的B_2來源，維生素C也高達一五～三七毫克／一〇〇公克。但不能過食，否則會生胖。文獻上記載可防治糖尿病（但我有一位病人吃了酪梨過多，血糖才爬升上來）。酪梨鉀離子含量奇高，所以可以防治高血壓，而老人痴呆症更可以防治。維生素E、鉀分子、不飽和脂肪酸，及所含兩個必需胺基酸、離胺酸、色胺酸，是離乳期幼兒所必需。酪梨手卷、酪梨沙拉、酪梨三明治對素食者來說，是非常好的營養素來源。

假如太早從樹上摘下，其呼吸作用與乙炔生成無法進行，不熟果無法食用，因此進入成熟期才能採收，於一五．五℃保存，因爲二五℃以上會產生黑變的果皮。日本料理常用酪梨來做手卷、壽司，非常爽口潤齒，其實中華料理也可以接受酪梨作爲夏季的佐料，在一些肉類料理、冷盤、拼盤中，酪梨應可以研究與其他食物的配合性，可以譜出一個時代的味覺探索之旅。酪梨的熱量稍高，每一〇〇公克含熱量一九一大卡，水分七〇．一公克、脂肪二一．五公克、蛋白質一八．七公克、醣五．二公克、纖維二．一公克、鈉七毫克，但不含鋅、銅，纖維多可以防治便秘。

在台灣，酪梨有牛油果或樂天果之稱，於一九三一年引進，在中南部有栽培，夏天有許多愛美的小姐喜歡它，因爲據說可以養顏美容，可能是富含維生素E之故。

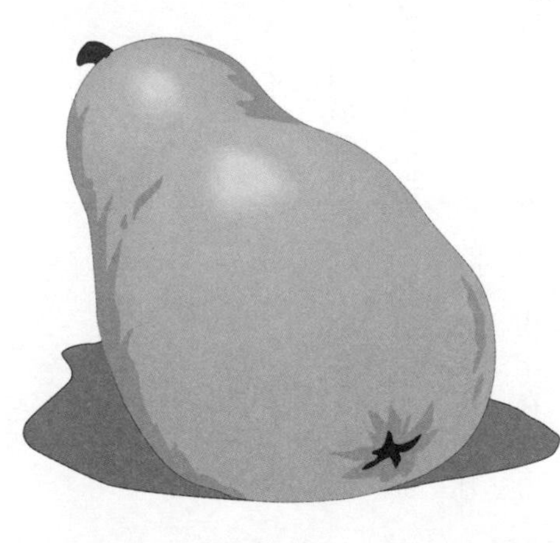

抑制細菌——梅

現代有許多中國原產的動植物，是經過日本的媒介或發展才廣爲洋人所知，梅就是其中之一。其英文名爲Japanese apricot，法文名爲Prune du Japan，學名爲Prunus ume，都有日本文化媒介的源頭。梅原產於華中、華南，是歷史悠久的植物，可用在觀賞上，古文中「病梅館」大家一定耳熟能詳，其盆栽在古代的發達，也用在漢方上。日本文獻的記載是西元七五一年，從中國移植到日本，七七〇年的《萬葉集》就曾對梅作了多次的歌頌，平安朝方丈更是寵愛有加。

在日本有花梅與實梅之分，前者主要觀賞，後者主要是經濟上農穫的價値，但是花梅的種實也可食用。明治末年有人作了統計，有三百十八個品種，近年來有些已流失，又有新品種出現，筆者一九九五年春天特別到東京都青梅市去看梅花，眞的是滿山遍野，煞是好看。目前主要產地也多集中在關東地方，花季大約比櫻花早一個月左右，所以從三月中旬開到四月中旬。

在未成熟的果實的核中，含有杏仁配糖體結合兩分子的葡萄糖，經過酵素Emulsin合成氰酸氫（HCN）及兩分子葡萄糖，以及Penseal aldehyde，是中毒的原因。不過梅果的香氣主體也在此，此外，還有安息香酸，以及其他一些苯族的芳香性物質。

中藥上：梅屬酸、平，有清涼、收斂、潤肺、清腸、養胃、殺菌、鎮咳、止瀉、生津、止渴、振口慾之效。

梅子採收後，貯藏性低，應置於一〇℃左右。梅漬的做法是以水浸泡一夜，去除澀味，加入梅重一五%的食鹽，汁出後，再加紫蘇葉及鹽，壓數月，再乾燥就得梅乾了；另外，還可以再剝去種子，加糖煉製。近年來，日本人的酒類及諸多清涼飲料常利用梅子。另外，又有一種直接榨汁、加糖的清涼飲料，在一九九六年夏新登場。

文學作品中最美麗的水果——櫻桃

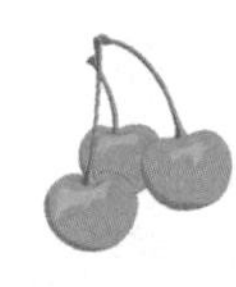

不只中外的騷人雅士喜歡以櫻桃小嘴等來形容它，甚至於廚師也喜歡把它的完整性、多汁、顏色、甜美拿來作爲料理的材料。而且它又不需要什麼調理手續，熱量又不高，所以它的價錢全世界都不會太便宜。

櫻桃在植物學上與西洋李子相近，再遠一點的親屬則爲桃子、杏仁、油桃（沒有毛的桃子）、東洋李子。它的產季非常短，大約一、二個月，有量產，也是農業經銷改變的二十世紀的事了，所以說它是瓊漿玉汁也不誇張。由於它富含纖維，所以能治便秘，也由於它的成分有類似杏仁的作用，所以也有止咳的作用，一九九三年夏天，女兒在德國感冒咳嗽，我在慕尼黑的菜市場曾經買了一袋櫻桃給她吃，有一些作用。美國近年來有廣爲栽培的計畫，以應市場之需。

我們一般在冰淇淋等甜點上吃到的是酸櫻桃，經過加糖罐裝處理的；另一種就是目前台灣從美國進口，其中最大的叫做Bing，它成熟時會很大、很圓、很甜、很黑；另一種則爲小一號的Lambert，它的形狀有點扁，像一顆心，其他還有許多顏色不一樣的紅色或暗紅色的Uan, Chapman, Larian，以及Black Republican。有一種黃色的，看起來未成熟的樣子，其實它的甜度最高，只是香味較溫和而已，稱爲Rainer，台灣皆進口多年。日本產的品種不同，沒有外銷，大小只有美國的一半，顏色較似Rainer種，不過香味較強，較酸，甜分較少，很好吃。

選購的第一要件，是看果皮是否圓潤飽滿，皺皮者表示不新鮮，冷藏的櫻桃沒關係，因爲運送櫻桃一定要低溫。挑選時要選大顆、深色、質硬、飽滿的，若乾燥的其味道已走味，挑選時通常可拿一粒試吃。

貯藏櫻桃可以用塑膠袋裝置，以一至二層的櫻桃鬆散排列，因爲太多會造成壓傷。如要吃冷凍的櫻桃，可以用平底的容器先放入冷凍庫，待冷凍完成後，再整袋集結起來可以維持一年不

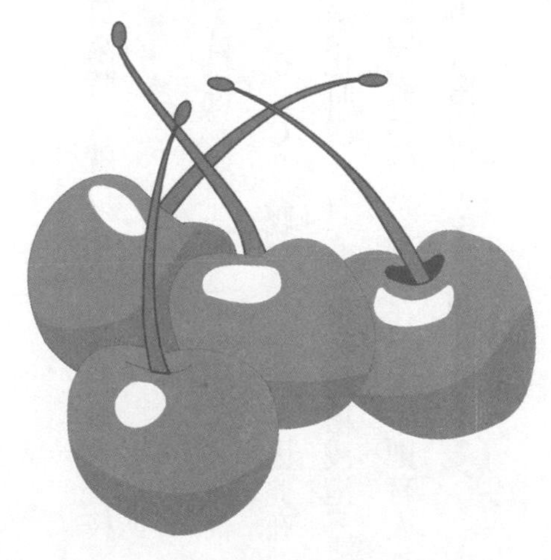

壞。

保持櫻桃美味的秘訣是，無論從冰箱或市場買來時，就以水洗，瀝乾後含著枝吃，才不會走味。

由於櫻桃是洋人的水果，在日本與台灣的中文資料皆無藥性描述。不過櫻桃纖維很多，是防治便秘最好的藥，且又有各種維生素B_1、B_2及C及礦物質、果酸，因此在夏天流汗多吃補充，可恢復疲勞，促進新陳代謝，美化肌膚。有人以櫻桃加糖浸泡三個月後成酒，作爲可以促進食慾的飯前酒，或睡前恢復疲勞的泉源；在美國，則有人用來治痛風；而有人則從實驗證實櫻桃汁中含有強力抗菌物質，可以預防蛀牙。

東亞的特產——柿子

原產於中國，但卻擁有日本學名的另一個例子，就是柿子，學名為Diospyros kaki，為日本柿子Kaki的發音，英文名為Japanese persimmon，法文名為Kaki du Japan。德國沒有柿子，筆者十五年來也沒在市場上看過德國人賣柿子，所以德國人不識柿子。它是落葉性喬木，雌雄同體，品種繁多，有一百種以上。柿子生產於南溫帶到亞熱帶，在日本東北地方已經嫌太冷了，所以最北只到關東地方才看得到柿子。

柿子的甜味主要來自葡萄糖、果糖、蔗糖，以及甘露醇；酸味則以蘋果酸、檸檬酸、酒石酸為主。果膠可達〇·五～一％。澀味來自丹寧，成熟時就漸漸減少至〇·八～二％，而甜柿子品種，其丹寧都以聚合成高分子存在，不溶性，所以比較滑潤甘美不澀。

嫩葉含有維生素C六〇〇毫克，老葉的維生素C也有一五〇〇毫克，故是維生素

C的重要來源。台灣的柿子與日本的甜柿不同，有脆柿與軟柿，是中國柿子的特色。

日本人吃不熟柿子還有脫澀法、碳酸氣法、酒精法，以及熱水法。前者以碳酸氣七〇%密封，保存一週；次者爲將十公斤的柿子散放入四〇～五〇CC濃度爲四〇%的酒精中（或蒸餾酒），然後密封十日。其原理爲密封狀態下，果肉組織分子間吸收完全乙醇，造成丹寧不溶化，於是肉質變柔軟，口感變好。低溫貯藏〇℃時可長期保存，由於柿含不易消化物較多，所以不製造果汁。日本人的季節料理會把柿葉作成炸物，壽司的原料（用柿子葉包壽司），成爲有地方色彩的「旬料理」。

台灣客秋天到日本也多嚮往日本甜柿，常在中正機場看到一箱箱拖運來台的柿子；此外，老饕還會買一些手工的柿乾，看似粗品，可是價錢不低，吃起來更是風味絕佳、人間極品。心想，台灣何時才有努力培植、栽育、收割的踏實文化，讓國人不必再到日本買柿子吃。

由於日本柿子富含維生素C，所以母校皮膚科老教授常常說：「秋天柿子一成熟，皮膚科的醫師也變胖了。」其中最主要的原因是維生素C含量足夠的關係。柿子也富含維生素A，因此可治老人病痛；對於年輕人喜歡耍帥買醉，柿子也可防醉，因此有些日本人在喝酒前有吃柿子的習慣，較不易醉。此外，有些日本人會用柿子來補冬天的虛冷，尤其是胃腸冷、虛絞、病後的虛冷特別有效。由於有單寧，因此吃太多會便秘。日本人還喝柿子葉茶來防感冒，促進新陳代謝。柿蒂在《名醫別錄》中收載治耳鼻氣之不通，以及腸壁之不足、頑固的打嗝症（呃逆）。十個柿蒂煎成一杯水，常喝是日本人治夜尿症的偏方。柿上的白粉稱爲柿霜，含有Mannit，可以開胃，治療腸絞，消痛，止渴，潤肺、喉，以及殺蟲。另外，柿葉在中國有人拿來作爲高血壓的偏方；日本人也拿來作爲動脈硬化、心血管病的偏方，但不能與咖啡、茶葉合飲。澀柿甚至可以外用，作爲蜂刺、瘀傷、火傷、凍傷等的外敷藥品。

張騫帶回來的土產——石榴

《博物志》有載，漢張騫出使西域，途經安石國，得榴種歸，其原產地可能爲波斯古王國。台灣則隨著先民從華南帶來，日本方面則找不出何年代傳入，不過在鎌倉時代（七百至八百年前）就有文獻記載，日本已有石榴。日本的石榴有五十個品種以上，台灣約三種：一是皮黃色，種子晶瑩的蜜榴；二是皮斑赤而肉薄枝大的柴榴；三是皮白色，子也白色，而味酸澀的白榴，但果實小，只用以作庭園的樹木、盆栽觀賞用。中國的品種可大到五〇〇公克，印度可高達七〇〇公克。台灣目前市售的是美國加州進口的旺德福（Wonderful），果實大，果皮紅色，多汁。

古代果汁用來治咳嗽，果皮用以驅蟲與收斂，不過現代人在香甜水果的攻勢下，許多人連石榴都沒有吃過，大家喝到清涼果汁Granadin時，不要忘記這就是中文的石榴，以及學名Panica granatum沿自此字，英文名則稱Pomegranate，也是中古法文的來源，現在法文則爲Renade。以糖尿病醫師看，石榴是合適的水果，因爲味道重，廢棄多，一餐飯後，可以吃二〇〇公克。

天然的運動飲料——西瓜

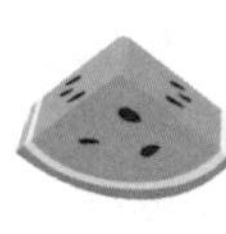

其原產地有人說是古埃及，自四千年前便已栽培。在古代的南俄羅斯、中亞、西亞，西瓜是天然的飲料，而台灣的西瓜則是從華南隨著先民的腳步傳至台灣來。日本在一五七〇年前傳到九州，明治中期又從中國及歐洲、美洲傳入好的品種，繼續改良。台灣在農業上則區分爲大型種及小型種，各地品種很多，抄寫不完。西瓜的英文名Water melon，法文名Pastegue，德文名Wasser melone，學名爲Citrulus lanatus與其他瓜類同種、同目。

其成分極大部分都是水占九一％，西瓜的糖分大部分以游離的糖存在，果糖最多，因此才會那麼香甜引人；其他葡萄糖及蔗糖、木糖亦有相當含量。糖分在中心靠種子部分較多，外圍較少，各種鉀離子含量多，以及一些胺基酸被認爲是利尿的原因；紅肉西瓜含有較多的胡蘿蔔素，但是效力不多的居多，黃肉種則更寡了。新鮮的種子含有三〇%的蛋白質，四〇%的脂肪，是熱量的大本營，因此西瓜子是另一個範疇的食物，它是熱量、食用油的主要來源。

低溫貯藏可以保存三週，最適二～五℃，濕度八五～九〇%，品種不同保存期間也各異，判斷音質好壞是人們買西瓜的方法，一般聲音較高的較甜。日本人除了生吃西瓜之外，還作成奈良漬，或在切片西瓜上面澆上洋酒，或是夏季的各式涼拌料理。

自古以來在漢方上，生津、止渴、解熱、利尿、解酒醉者常用到西瓜。西瓜屬冷性食物，熱症可食，手腳冰冷的人卻不可多食。糖尿病人常問道可否吃西瓜，其實只要血糖在飯前一四〇毫克／一〇〇CC血漿以下，一次吃六〇〇公克的西瓜沒有問題，沒有自我檢驗的病人，最好先看醫生。

西瓜子有亞麻紅油酸，可以預防動脈硬化，但瓜子用太多的鹽或放置過久，氧化的亞麻紅油酸吃了會適得其反。

運動時或運動後，其實西瓜是最適合的「飲料」，因為它含有許多的維生素、礦物質，以及清涼退火的物質，是易開罐飲料所沒有的。

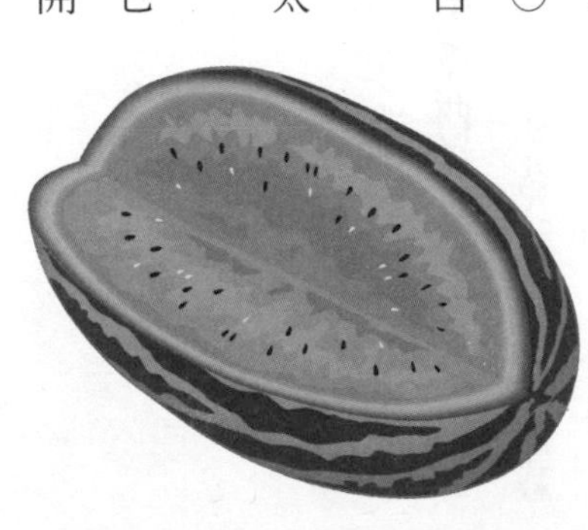

花白肉酸的蜜餞——李

「李花白、桃花紅」是小學課本一年級的教材，不幸的是它雖原產中國，但洋人卻是經日本的介紹才認識，稱Japanese prune（日本李子），因爲西洋李子不太一樣，英文名爲Plum、法文名爲Prune、德文名爲Pflaume。台灣的李子隨先民移民台灣而栽植，目前有紅肉李、黑李、胭脂李、櫻桃李、黃柑李……。近年來，亦有美國加州種移入，稱爲美麗（Beuty）與玫瑰（Santa rosa）。

如果以三℃、八五%的濕度，可以保存三十天。在二〇℃左右李子的軟化與著色最快進行，三〇℃以上反而較延遲，這主要是細胞壁分解酵素在三〇℃時低下，色素合成能力也降低的原因。李子可製成罐頭、西洋沙拉，亦可做成乾果、果醬、蜜餞、李也糕。中藥上Prunus japonica，同樣有利尿效果，是其中藥理作用的Amygdalin作用所致，所以西方的杏仁果，也有類似作用。

清涼潤喉——梨

在中國古代就有以梨膏潤肺清喉、降火退熱，對於聲音沙啞更是有其療效。日本民間療法則有治扁桃腺炎、暑氣、酒毒的功效，石細胞沙沙的感覺更能促進通便。東亞梨可能原產中國長江流域，而西亞梨則全然是另一種。日本梨有一說是來自華中，又有一說是日本地產，最早的記載爲《日本書記》，七百二十年前已有栽培紀錄。明治以降，日本約有一百種從七月下旬的早玉；八月上旬的新水、中旬的八雲、下旬的新世紀；九月上旬的長十郎、中旬的菊水、下旬的向新高；十月上旬的新興、中旬的初霜、下旬的大廣丸；十一月上旬的晚三吉，多的不勝枚舉。由於日本水梨的石細胞原膜輕薄化，因此日本水梨馳名於世，日本人又特別勤勞，直到今天，農民仍致力於以袋子一個一個包住果實，來減少蟲害，外表漂亮，汁多味甜，因此賣得了好價格。台灣的梨子多爲中國華南的横山梨，略帶澀味，多汁，但價格不高，夏季是產期，近年來，在市場上也看得到本國產的新世紀。

中國梨最大的差異爲不含銅，西洋梨子則熱量較高，達五六大卡、鉀達一七〇毫克。含糖量各品種之間有差異，其中豐水有一二%、長十郎有一一%、二十世紀梨有一〇%，一般以蔗糖的含量最多，次爲果糖，再次爲山梨糖醇，葡萄糖最少，此爲日本梨口味的特色；相反的，西洋梨子以果糖含量最高，中國梨子則寡含果糖。果酸則在〇．一%上下，以蘋果酸、檸檬酸爲主，胺基酸則含量很多，尤其Serine與天門冬胺酸。

低溫二～五℃、九〇%濕度，可以保存三個月（「晚三吉」以及一些品種），普遍而言，可以保存三十天。在高溫之下，有些品種會有黑變，影響外觀至鉅，梨子生吃已經不夠了，更不用說製成罐頭。

八珍中的補品——紅棗

紅棗學名爲Zizyphus jujuba、英文爲Chinese jujube、法文爲Jujube commun。原產地有三說：一爲東亞；一爲南亞；一爲東南歐。中國有棗已有二千年以上歷史，日本自古中國輸入，在一千二百年前的《萬葉集》就曾歌詠過。明治年間以來，漸漸失去食用價值，變成觀賞用果樹。如以上的品種，世界各地皆有栽培。

長約二～四公分，黃橙色的果皮，果肉的粉狀鬆散感，香味特殊，可製成糖果、蜜餞、糖漬、乾果。而其葉片自古利用來作爲促進食慾、健胃、助消化、鎭咳、鎭痛的用途。

台灣在中部海拔三〇〇公尺以下山坡地種植，七月中旬至八月中旬採收。

在外婆年輕時，台灣過年有一個風俗，以紅棗燉冰糖水來請客人，不過只限於有錢人家。民間八珍補品中，也常有紅棗出現，更取其早生貴子的諧音，在婚禮中讓新娘子吃。

《神農本草經》對本品更是推崇地無微不至，包括安心腹邪氣，養脾肋，平胃氣，通九竅，對經氣，也治缺唾液，四肢沉重，中身不足，都可與百藥和，其生物的種類則有Zizyphus jujuba，日本人稱爲Natsume，是紅棗，但是否爲中國厚生植物則須定論。

至於傳統醫學中常用的百藥皆和的大棗，較小的稱爲棘，其寫棘在日本稱爲Sanebuto natsume，酸棗之意，不用來作藥，多作爲觀賞。

由於大棗含很多Cyclic AMP，可以活化Adenylcyclase活性，增加Phosphodiesterase活性，因此，自古用於婦人焦躁、悲泣（甘草、小麥、紅棗），或以歸脾湯治健忘、驚悸，此有緩和、強壯、利尿、鎮痛等功用，對肌肉急迫、牽引痛、知覺過敏皆有緩和作用，另外，在咳嗽、煩躁、身體疼痛、腹痛上亦有應用。因此，棗是人類親近的朋友，因爲其藥性溫、平、甘，可以成爲人類的健康食品，在台北的大家庭，以棗當做補身的材料是自小屢見的事。

台灣夏季的平民水果——甜香瓜

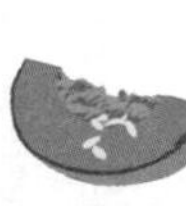

學名爲Cucumis melo，英文爲Oriental melon，法文爲Melon，原產地不確定，中國栽培的歷史悠久，於三世紀時便有記載，日本也在那時經由朝鮮傳入。台灣甜香瓜的傳入則相當晚，據廖敏卿的《台灣水果集》上記載，是於戰爭結束前不久由日本引進，有黃皮與青綠皮兩種。一般多利用二期稻作栽培，以雲林最多，在四月中旬至十二月下旬採收，夏季是盛產期。

甜香瓜生食、烹調兩相宜，後者以未熟瓜來做，亦可與肉類一起煮，味道調和，可以促進夏天食慾，亦可做成漬物醬菜，苦味的未熟果則曾經用來做爲催吐劑。

選擇香瓜以香氣重、果皮光滑、豐滿、亮麗爲佳，必屬甜瓜。品嘗香瓜的方法以直接生吃最適宜。愈靠近種子的地方，甜味愈強，愈靠近果皮的地方愈硬，所以皮要削厚一點。香瓜高雅的甜味與風味和生火腿非常搭配，可在冷卻的香瓜上面鋪上生火腿片，滴些檸檬汁，一起食用，非常香醇可口，是歐美常見的點心。

南部山城長在樹上的主食──香蕉

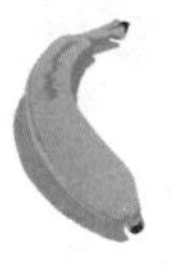

香蕉曾是台灣的象徵，在高雄縣旗山的山坡地上，看到的就是香蕉一種作物而已。香蕉可能是人類最古老的水果之一，原產地是印度、馬來西亞。學名爲Musa sapientum，英文、西班牙文皆爲Banana，法文爲Banane，德文爲Bananen。五世紀傳到非洲，十世紀傳到玻里尼西亞，最後傳到南北美、加納利群島。台灣產的是Musa屬，這個屬高大、巨果，果實成手狀分布。香蕉在韓國、日本曾是高級進口水果，十年前在韓國旅遊時，漢城的路邊攤以切成一小段一小段的香蕉販賣，當時的售價比一般水果一斤還來得貴。日本人也很喜歡台灣產的香蕉，只是目前大多是菲律賓產的爲主，價格便宜，但是香味、甜味都不足。

我女兒喜歡吃未熟的香蕉，說它酸酸的、QQ的，所以我們家買香蕉都先買青青的、未完全熟成的香蕉，先讓女兒吃，等它熟成後其他人再吃。熟成的過程中單寧變成不溶，於是澀味減少。一般在運送過程中，爲了怕傷害果實，所以未熟蕉有特殊的艙室加熱熟成，以一二～一四％、乙炔濃度五〇〇～一〇〇〇ppm進行。買來未完熟的香蕉如果要讓它熟成，不能置於一〇℃以下，應以紙袋把它包起來，一方面可以包住自己產生的乙炔加速熟成，另一方面也可以保持一定的溫度。

香蕉可製成果乾，也可以製酒，由於有特別的香味，甜而不酸，因此有許多人特別喜歡，不要忘記它是具有主食熱量的水果，糖尿病人可以吃，不必選酸的，但是每一條大的台灣香蕉三〇〇公克可達二五〇大卡，等於一平碗飯的熱量，這時應減少米飯以香蕉取代。至於西洋料理則打碎後加入奶油，或是炸香蕉、煎香蕉、與肉類一起煮，是否合口味就看個人的喜好了。

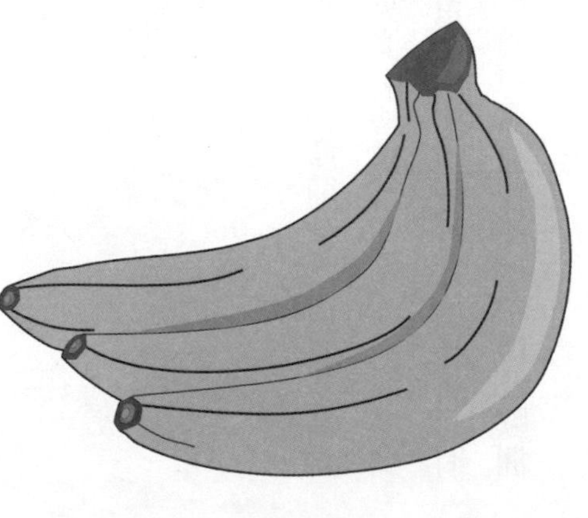

如痴如醉的仙液瓊汁——葡萄

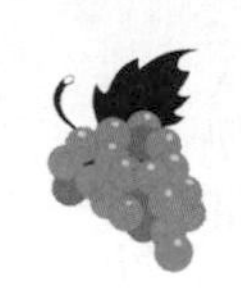

這是地中海東岸的西亞原產，目前則又有所謂北美特產葡萄，前者學名爲Vitis vinifera，後者學名爲Vitis labrosca，英文名皆爲Grape，法文名爲Raisin，德文名爲Trauben，只有複數，沒有用單數，因爲沒有什麼機會只有一粒葡萄。舊大陸的葡萄只有一個「種」，但有「東系」的中亞品種；地中海及歐洲的「西系」之分。北美種則不只一個。

西元前三〇〇〇年，歷史文獻上就有葡萄栽種於西亞及埃及的記載；同樣地在許多文字，酒的字也與葡萄同源，世界上目前有三十多種葡萄，大小、形狀、顏色迴異。葡萄也是目前世界產量最多的果實，年產量五千六百萬噸，極大部分作成酒，瑞士南部山麓、法國許多地方、伊比利半島、萊茵河畔山坡上，皆是葡萄，產量常過多，歐市就常爲葡萄酒過量生產而煩惱。實際上，這些酒增加了熱量、增加了肥胖，在義大利南部，婦女隨著年齡而體重上升，因爲每晚平均喝進一〇〇〇CC的葡萄酒，不但造成體重上升，亦增加了車禍及意外傷亡，但若無足夠的酒，或是禁酒，那社會問題會更加嚴重，相信歐洲大部分的人會瘋掉，因爲酒癮發作，社會大亂，國家會衰亡的。

在醫學上，紅葡萄酒有保護心臟的因子，因此法國人引以爲傲，但是醫學上不鼓勵飲酒。個人於歐美各國所學的是，不喝酒的不必勸他喝；酗酒的要治療其部分營養缺乏、肝病、酒癮；喝酒的要規定檢驗、適量、休息、保持體重。糖尿病人可以飲酒，但是更複雜，應把它納入自我照顧的體系中，即每天固定的測量血糖，將酒精列入脂肪計算，總熱量要兼顧，也不能因酒精的「空熱量」，而影響到其他營養豐富的食物減少攝食，而產生營養不良。

葡萄的保存溫度爲〇～三℃、九〇％濕度，巨峰葡萄則可以兩個月不壞。品種不同保存期間不同，平均大約在一～五個月之間。葡萄的話題除了紅酒熱之外，葡萄籽內含抗氧化物質也不斷被拿來炒作新聞，而相關產品應勢而生，讓葡萄的身價更高。日本人對於恢復疲勞、病中病後的營養補給，也認爲葡萄有效。選購葡萄時要選顏色深有光澤，上面白粉愈多，表示接受陽光照射、抗氧化物質含量豐富的證據。

護膚美容的魅力——洋香瓜

在印度與埃及兩地雖有野生種的小洋香瓜存在，但其果實小，與目前人工培育種不同，專家認爲其原產地應是西亞或是中亞。而法國、西班牙與義大利則是自十五世紀才開始栽培，北美則晚了一個世紀，日本在十九世紀後半從美國傳入，之後又有歐系品種傳入。台灣則於日據時代傳入，剛開始在澎湖生產，所以又有澎湖香瓜之名，不知哪一個人錯把它稱爲「哈密瓜」，其實哈密瓜是長形皮沒有紋路的。

日本的洋香瓜有分溫室與露地兩類，溫室是英系，由於溫室內一株才結一個果實，日本農人眞是有心，又用了特殊技術「集約」生產，因此價錢很貴，一個可能上萬日幣，眞是世界上最貴的水果，常是贈送長輩上司的禮品。而露地的則一株可結兩個以上果實，再加上不必那麼照顧，因此價錢便宜許多，甚至在新宿東口就有一家百果王的水果店，零買時一切片才賣一百五十日幣。洋香瓜隨著成熟而蔗糖增加，逐漸軟化而水溶性增加，成為成熟度的指標。露地橙黃色系列的維生素A、維生素C皆較多，是美容養顏的好食物。其酸很微量，主要有蘋果酸與檸檬酸。

未熟果要迫熟可以在二五℃加些乙炔氣，可強迫熟成，低溫〇～二℃、八五％濕度，可以保存三十天；亦可把它切片放入塑膠袋在零下二〇℃中凍結起來，在冬天拿出來，又是另一番滋味。

潤肺的成人病補品——杏仁

杏仁（Almond）原產於地中海沿岸地方，現在的主產地在西班牙、義大利、美國的加州等地。學名爲Prunus amygdalus，高約七～八公尺的落葉性喬木，雖與桃子近緣，但是果肉不似桃子多肉多汁，也未受到青睞，而是把核仁拿來食用或者榨油。

杏仁果分成甜仁種（Sweet almond）和苦仁種（Bitter almond）兩種，苦仁種多用於肥皂、油等的製造上；甜仁種則是食用，也就是一般所說的杏仁果，可以直接吃或者當作點心、料理的材料。

杏仁果營養豐富，只須少量就能補給均衡的營養，尤其是鐵、鈣含量多，對於有貧血現象的人、緊張壓力大的人、擔心骨質疏鬆症的人來說，都是相當不錯的堅果。乾燥品的杏仁果之主要成分是脂肪，高達五五％；蛋白質也很多，約占一九％，是熱量高、礦物質豐富的堅果。

杏仁果具有化痰效果，可以化解感冒時喉嚨中的痰，此時以生的杏仁果效果最好，但是倘若分成兩半，從中間長出的芯是不可以食用的。十顆杏仁果的熱量相當於半碗白飯八〇卡的熱量，雖然有益於疲勞的恢復，但是擔心肥胖的人最好不要攝取過多。

有人用杏仁果油治療支氣管炎，也利用爲外用的止癢藥。灑有鹽粒的杏仁果必須注意鹽分的控制，而製藥用的杏仁果薄片較能令人安心食用，可利用於料理或點心類的製造上，不過胃功能較弱的人請注意不要吃太多。

天上聖母的壽果——桃子

以美國人的眼光來講，桃子是非常甜美而且有汁的，這在中國感覺是不一樣的，因爲中國的桃子是青色而且香脆的。在美國它是僅次於蘋果、橘子之後的第三大水果。

十八世紀時桃子才於美國大量生產，而喬治亞州就是桃子的最大產地。總括來說，洋人的桃子大多水汪汪的，在挑選桃子的時候，應該挑選外表完整沒有傷痕，表面絨毛完整的。大小應該要飽滿，中等以上大小，太小的桃子會比較苦澀。

在日本吃的桃子，更是水汪汪的，許多觀光客到了日本，常順手抱了一箱回來，現在台灣山坡地亦有栽種，但價格昂貴，果實也較日本爲小，因爲較新鮮，汁也較多。

由於食物纖維豐富，可以防治便秘，另外它是女性通血氣最常用的傳統處方。尤其種子，用於治下腹疼痛，腹部血液停滯，月經不順。白桃花則用來治利尿、下瀉、水腫、便秘，以新鮮花五公克使用。日本人常吃沙西米，用鮪魚的沙西米與桃子合吃，更能發揮血氣造血的特殊功能，只是桃子比黑鮪魚晚了一個多月上市，有時不能那麼稱心。

維生素C豐富的牛奶良伴——木瓜

木瓜名字Papayas（西班牙語），到目前還無人知道它是從何地來的，而且古代歐洲及亞洲都沒有木瓜的記載，所以依照目前的證據顯示，木瓜可能是歐洲人到美洲時在中南美洲發現的當地原產物。目前台灣的木瓜由於西部曾受到病蟲害的影響，所以現在的產量多來自於台灣東部。有一次花蓮的朋友帶了四顆木瓜找我，雖然禮輕，但是情義重，那麼厚重的木瓜，帶回家放冰箱，吃在嘴裡非常爽口的感覺。紅色的果肉再加上香甜的口感，令人吃了難忘。

記得小時家住高雄，那時高雄的木瓜牛奶加冰水所造成的熱潮，直至目前的連鎖超商仍繼續在市面上販賣。

木瓜給人的感覺是薄薄的果肉，中間黑黑的種子是不能吃的。其實在美國及南美，人們一直有吃種子的習慣，甚至於將它曬乾後，當作胡椒灑在食物上吃。而木瓜給人的印象好像維生素A特別多，根據營養成分表，則是維生素C含量很高的食物，維生素A反而不是特別高，其胡蘿蔔素也不高。

當然每天吃木瓜或喝木瓜牛奶一大杯，有時會造成皮膚橙色的胡蘿蔔素血症，但是其他橙色水果吃多了也會有皮膚泛黃的情形，所以不用擔心，只是愛美的人，不喜歡黃橙色的皮膚而已，不過停吃幾週後，身體自然代謝排泄掉了，又可回復正常。

洋人的奇蹟果——西洋李

會被洋人稱爲奇蹟果是有原因的，因爲有鈣、鐵、鉀，有脂溶性的A、E，又有水溶性的B_1、B_2、菸鹼酸、泛酸，又有許多的有機酸，因此西洋李在台灣少吃，是國人的不幸，尤其鉀含量是鈉含量的七百四十倍，對於現代人吃了過多速食品、調味包，大吃而食用太多鈉的人而言，是唯一的高檔解藥，B_1更是水果中的優等生，是蘋果的七倍，因此可治腳氣病，B_2是柑橘的二、三倍，維生素A更多，營養豐富。此外女性補血，開刀手術後補血，都可借重它，尤其孕婦、產婦爲了哺乳、美肌、便秘與補血一起解決，唯有本品。

西洋李種類也多，記得在德國邁因茲留學時，每到春天李子樹上滿是白色的花，雖沒有櫻花那麼簡潔，但是整片複瓣的白花，花期約兩週，煞是好看，夏天就有摘不完的長形西洋李子，沒有採摘，掉了滿地，至今仍然記憶猶新。

西洋李較東方的甜而不酸，較長較大，可以當作水果吃，也可以作爲沙拉的成員，也可以當肉品上桌時的配料（尤其糖漬的西洋李），也可以當水果甜點時，與其他水果丁塊浸漬在蜂蜜的甜美中。

蔬菜

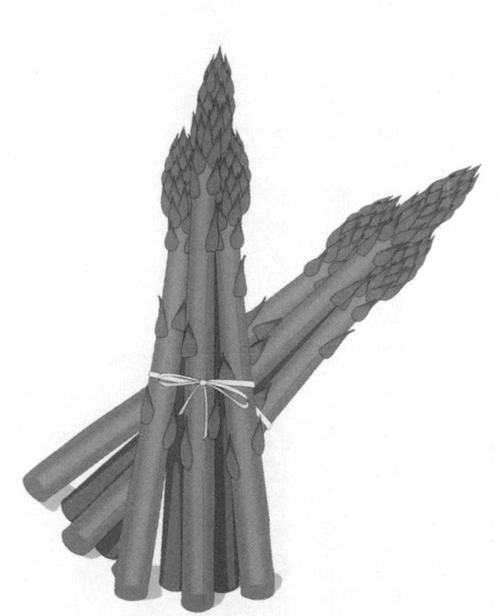

台灣人吃蔥頭，日本人吃淺蔥

本來我無法百分之百確定，台灣人吃的蔥頭是日本人拿來吃蔥末的淺蔥。

日本人吃蔥末是比台灣人有意思，第一他們的蔥比較整齊乾淨，而且比較有黏潤的感覺，尤其與烏龍麵一起吃，兩個滑潤的食物相加，眞是天作之合。不過淺蔥卻不用在麵類上，而是用在沙西米，比如鰹魚踏踏奇、鮪魚、鰺魚踏踏奇時常用，所謂踏踏奇寫成中文「敲、叩」，意爲把食物敲打之意，魚片取下之後切片，上面灑些淺蔥、薑汁、橘醋、醬油料，就成了舉世聞名的料理了。所以我常說不要對日本料理有偏見或主見，沙西米的調味料就是一例，通常比較腥的鯊魚都用淺蔥調味，另外它也用於和風沙拉上，淡淡的蔥味比其他的大蔥來得淡雅，更顯出日本飲食的雅緻與禪味。

其實三明治裡面包洋蔥、番茄是非常義大利或地中海，可是包淺蔥及鮪魚罐頭卻別有一番東亞的味道，至於台灣人吃很多滷味或豬、雞肉都適合淺蔥蒜末，因為國產的比較沒有獸肉、禽肉的騷味，與淺蔥是相調和的，就像香菜一樣在吃的時候再灑上去；吃涼麵時，也可以把調味醬與淺蔥相混，相當清涼爽口；吃火鍋更可以把雞蛋、調味醬與淺蔥相合；下酒菜也可以在滷味上著手。

淺蔥含有豐富的B_2、C、鈣，以及其他蔥類所特有的含硫化合物，因此有助於恢復疲勞，自古南方還有一偏方就是吃魚時加蔥末可以防治過敏性鼻炎。

地中海的大補帖——青花菜

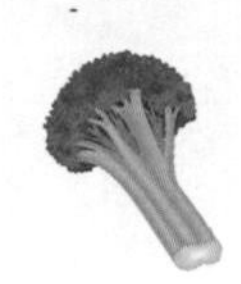

花椰菜學名爲Brassica oleracea，原產於地中海沿岸。相傳西元前六〇〇年左右，在古希臘、羅馬的地中海溫暖地帶，野生的高麗菜生出了兩個變種的雙胞胎連體嬰，也就是青花菜（英文名爲Broccoli）和花椰菜（英文名爲Cauliflower）。兄弟倆聚分不離，一直到十七世紀後才各自獨立，離開故居，越洋東西。另有一種說法，花椰菜自二〇〇〇年前開始栽培，而在十八世紀以後，由青花菜改良成具有肥厚花球的品種。

花椰菜的品種很多，終年可以栽培生產。它是高麗菜的改良種，維生素C含量豐富，一〇〇公克的花球中含有六五毫克，與菠菜的維生素C同量，而且即使燙煮，維生素C的流失僅少量，這也是它的特徵之一。維生素C的含量因部位而異，花球是六五毫克，花梗是一二〇毫克、葉肉部是一三〇毫克，所以梗的部分千萬不要丟棄，可切成細條，煮熟拌沙拉。

維生素C是防止肝斑、雀斑，保持肌膚白皙的美容良品，最近也被認爲具有預防癌症的功效，而且在對抗緊張壓力時，也是不可或缺的營養素。此外，抽菸的人比不抽菸的人消耗更多量的維生素C，所以維生素C的需要量大，如果僅靠生菜的攝取是不夠的，此時，你可考慮以煮熟的花椰菜來補充。

花椰菜的纖維含量少，一〇〇公克中僅占〇・八公克，柔軟細緻，具有溫和的香味與高雅的甜味。它那輕微的甜味主要是因爲花椰菜含有蔗糖、果糖、甘露糖醇等具有甜味的碳水化合物；不過，它的澀味稍強。爲了發揮它的特點，可以在煮燙之後，作成沙拉、涼拌菜、炒、煮等，再調以適當的味道來品嘗。燙的時候可在熱水中加些麵粉或醋，如此一來，麵粉會稍微提高熱水的沸騰點，使花椰菜早一點變軟；而醋會防止澀味所引起的變黃，使燙熟的花椰菜色澤白皙。由於它的組織脆弱，燙煮過度容易散碎，所以在稍硬的時候就撈起爲

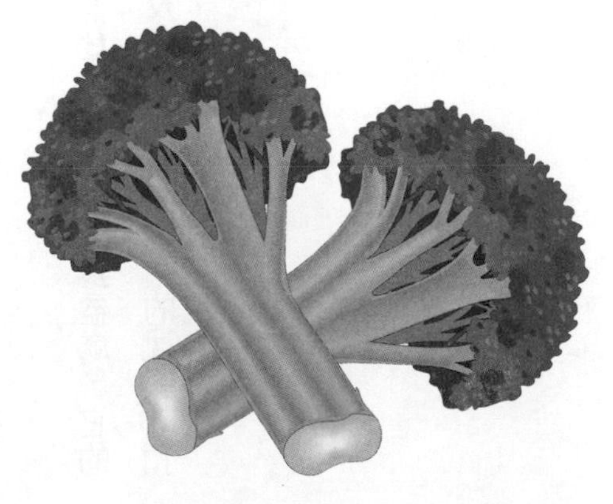

宜。

青花菜在台灣少生食，其實可以生食，尤其對維生素C的保存有絕對益處，它的維生素A、E含量也很高，可以預防口腔、皮膚、黏膜及各種皮膚黑色素的沈澱，預防老化及慢性心血管病也有功效。

106-

台北市新生南路3段88號5F之6

揚智文化事業股份有限公司 收

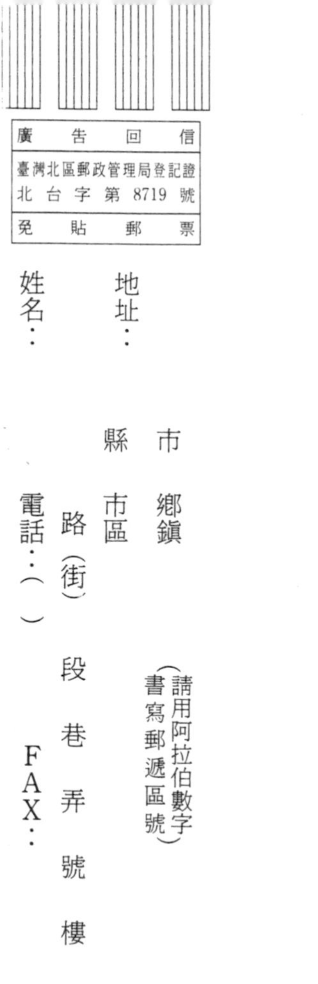

□揚智文化公司　□亞太出版社　□生智出版社

謝謝您購買這本書。

爲加強對讀者的服務，請您詳細填寫本卡各欄資料，投入郵筒寄回給我們（免貼郵票）。

您購買的書名：________________________

購買書店：__________市/縣__________書店

性　　別：□男　□女

婚　　姻：□已婚　□未婚

生　　日：___年___月___日

職　　業：□①製造業　□②銷售業　□③金融業　□④資訊業　□⑤學生　□⑥大衆傳播　□⑦自由業　□⑧服務業　□⑨軍警　□⑩公　□⑪教　□⑫其他________

教育程度：□①高中以下（含高中）　□②大專　□③研究所

職 位 別：□①負責人　□②高階主管　□③中級主管　□④一般職員　□⑤專業人員

您通常以何種方式購書？

□①逛書店　□②劃撥郵購　□③電話訂購　□④傳眞訂購　□⑤團體訂購　□⑥其他

對我們的建議

整腸強壯——黃秋葵

吃過日本料理的人有時候會吃到黏黏有絲可拉長的綠色蔬菜，常被橫切成角形，夏天當做沙拉清涼可口，有人認爲「吃精補精」，可以強精壯陽。其實它原產尼羅河，吃××補××的東方傳統醫學觀念的東亞人，是在第二次大戰後，才開始栽培，大量引進餐飲中的，在醫學上倒是認爲它有益於消化，因爲那黏液是果膠與蛋白多醣體，因此與蘋果有類似的防治下痢、便秘。日本人喜歡它與納豆一起涼拌，因爲納豆少了維生素A、C，所以可以補強，假如再加上胡麻，與白飯，那眞的四樣食物就可以提供一天所需的營養素了，對於喜歡品酒的人而言，也可以做個下酒菜，以鮪魚生魚片角切，再加橫切的黃秋葵，再添加芥末，就成了夏天最好吃的沙西米。

個人倒是覺得果菜汁可以與黃色的蔬菜合榨，做成黏度較高的汁液，也可以在動物性食物，比如鯊魚、紅梭魚，煮湯之後再灑上幾片黃秋葵。

日本人當人參——胡蘿蔔

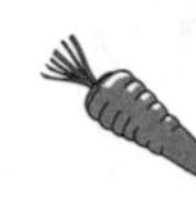

日本人用同一個漢字形容，可見胡蘿蔔與人參在他們心目中的地位了。胡蘿蔔含有很多的胡蘿蔔素（維生素A的前身），它也是美國飲食裡面維生素A最多的來源，胡蘿蔔是除了豆類之外，含醣類最高的植物。

在美國常將它切成長條狀就直接拿來當作點心或沙拉吃，這也是爲什麼在炒胡蘿蔔時只要加鹽就好了，因爲本身很有甜味。胡蘿蔔跟萵苣、巴斯里是同科的，人類剛培養它時，是圓的、小的，其根部不一定是紅色，也有黃色、紫色。目前我們所吃的胡蘿蔔是十七世紀才發展出來的新品種。胡蘿蔔含有多量纖維，其中一個纖維就是膠鈣，因此在美國傳說有降膽固醇的功能，曾經有人做過實驗，就是一天吃七盎司的胡蘿蔔，連續吃三星期後，平均膽固醇降了一一％。

目前所吃的胡蘿蔔大約二〇公分左右，台灣一年到頭都可吃到，在美國則主要是生長在加利佛尼亞州及密西根州，所以冬天吃到的胡蘿蔔可能就是上述兩州來的，而其他地區所產的胡蘿蔔則需在夏天跟秋天才能吃到。在美國可以吃到胡蘿蔔的罐頭，一般來說，胡蘿蔔罐頭所含維生素A與新鮮的胡蘿蔔是類似，不過它的維生素C大概只剩下三分之一至二分之一左右，且罐頭食物都添加鹽分，所以所含的鈉鹽較高，對於高血壓是不適合的。

美國於一九五〇年代開始，全國所買到的胡蘿蔔大都是被包在塑膠膜裡。新鮮的胡蘿蔔吃起來口感好、清脆、甜味較多。在餐桌上常常聽父母跟小孩說，要吃胡蘿蔔眼睛才會好，此說法只有一半是對的，吃胡蘿蔔對眼睛好只是部分的眼睛疾病，因爲小孩子於成長過程中，視神經需要維生素A，而胡蘿蔔就是提供維生素A一個非常好的前身，不過維生素A缺少的情形在已開發中國家已非常罕見。

胡蘿蔔對於小孩子的發展當然是好的，但對於老人其他的眼病則無太大功能。以白內障來說，白內障

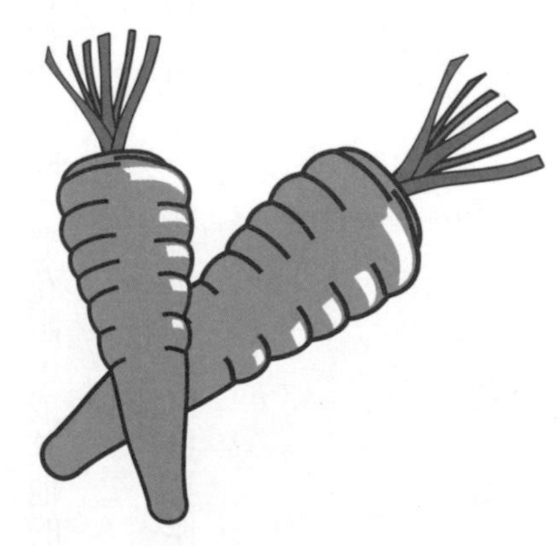

是人體眼球的透明度減少，此與老化有相當大的關係，當然維生素A有防止老化，對於眼睛也只是間接一部分的影響，但對其他的眼病，比如青光眼、老花眼，或其他的發炎並無任何治療的效果。

可以切條生吃，也可以榨果菜汁，也可以作成漬物與肉品一起合菜，也可以當作沙拉的成員，在德國是以胡蘿蔔切成絲呈現。

鎮靜、脫逸——菊花

食用菊花是黃色，小如直徑三公分，是日本的沙西米常用的配菜，主要用於鮪、鰹等紅肉系統。菊花自古用來治頭痛、失眠、腦充血，甚至於作成菊枕，紫色的稱延命菊。有做成菊酒，從唐代到日本平安朝至今流傳，不過由於黃菊有苦味，直接吃不易討好，可以加在「強餚」之內，浸醋當做消除油膩的酸菜，比如「和風牛排」加有日本野菜，何妨加黃菊，尤其吃魚怕腥味，也可以用黃菊去腥，另一方面黃色菊花與頭狀花瓣用來裝飾也非常好看。

西方的神奇食品——蘆筍

說起它的好吃，台灣人可沒福氣，因為果菜運銷動線過長，造成蘆筍出土好幾天才上市，這中間葡萄糖變成木質素，不甜反而增加絲狀的纖維，胺基酸則代謝不見了，所以不鮮美，筆者留學德國時住的地區稱為Rheinhessen，是德國蘆筍的產地，到了郊外，只看到葡萄園及蘆筍田，每到五月底，蘆筍上市了，每週四次的朝市充滿了趕鮮的人，那時功課壓力重，又忙著論文，無心深入了解，回國之後再回去德國，每次遇到六月，可說每食必蘆筍，它的好吃，我把它列為蔬菜中的王者，尤其六冬胺基，雖然人體不會自己合成，不過含量頗豐，其他維生素、礦物質含量也頗豐，因此是超級食物。雖然綠色的維生素A較多，但是白色卻比較香又軟，有好口感，民間一直有蘆筍利尿之說，而它所含的胺基酸較多，所以偏方有治肝病之說。當年台灣較節約，把蘆筍的根及剝削了的皮也拿來熬汁，做成蘆筍汁，用來消暑解渴。

其實蘆筍可以生食，無論加醬油，加鹽，加果汁，加美乃滋，加在烤肉上，加在牛排肉，加在中華料理的任何一個地方，都可以發揮它好吃又營養的一面。

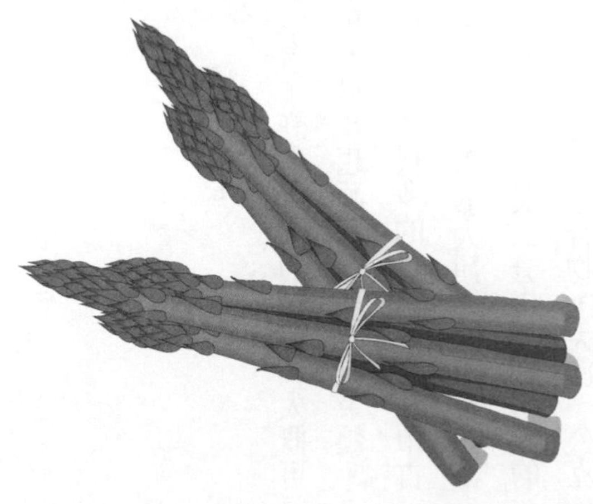

防癌的十字星——包心菜

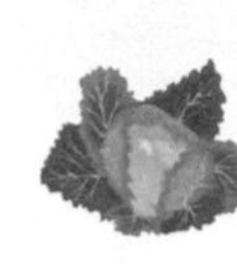

包心菜無論是在東方或西方都很有名，它包含了許多不同的種類，大概可以把它分為起源於美索不達米亞的高麗菜類，以及起源在中國的白菜類。

在西歐的歷史上假如沒有包心菜類的話，可能會使很多的日耳曼人在中古世紀時因為主食不夠、維生素C不足，在冬天時死亡，所以它對於人類的繁殖有非常大的貢獻。它含有非常多的維生素C，以及其他的礦物質。在一又二分之一杯切碎的包心菜類，含有熱量二四大卡，一公克的蛋白質，五公克的碳水化合物，大於一公克的脂肪，大於一公克的飽和脂肪酸，並不含膽固醇，一八毫克的鈉，維他命C含有四七毫克，葉酸有五七微克。

在美國的市場上稱為綠色包心菜的，可能較接近為我們的高麗菜，不過，它們的外表看起來比較長，整個纖維也比較硬；在德國看到的種類也是如此。美國人將包心菜分為丹麥國內種以及尖種，在德國所吃的大概是丹麥種，質地較硬、較白，所以能夠耐過冬天的寒冷。還有一種紅色包心菜，台灣近年來才看得到，它的味道跟高麗菜類似，只是它們的纖維較硬，不過它們所含的維生素C比一般的包心菜多三〇％。

包心菜的葉子網狀條紋較多，所以整個包葉不像包心菜那樣緊湊，比較容易吃。它含有較多的胡蘿蔔素，由於它的纖維柔軟，吃起來像萵苣，而且它的味道不像綠色包心菜那麼重，所以它是作沙拉的一個很好的材料。

在美國，他們希望每個人一天吃半個包心菜，因為根據許多的研究顯示，包心菜具有防癌的功能，除了上述的營養素之外，也有研究顯示，它們可以轉換成女性荷爾蒙。女性荷爾蒙曾經被認為是防治乳癌的因素之一，所以他們希望從吃包心菜當中得到保護女性不得乳癌的一個想法。另外，從動物身上的研究顯示，吃較多包心菜類的動物，對於癌症的抵抗力比較高，以及從很多人類的癌症發生率，尤其是大腸癌及直腸癌，多吃包心菜的人大腸癌、直腸癌的發生率較低。

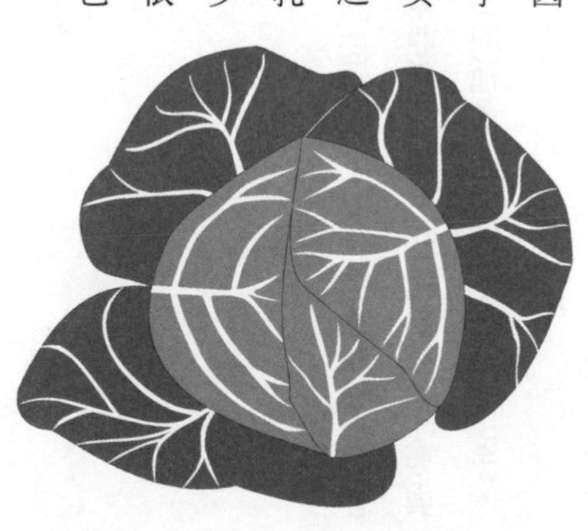

不像白菜的日本本土白菜——京菜

京菜屬於十字花科裡的一種，它的染色體數爲十的倍數，n=10，學名爲**Brassica campestris japonica**。爲什麼種名後面要加japonica此日本亞種的代號呢？這是爲了要與另一亞種「體菜」作區分，因爲「體菜」爲中國種，它的種名後面便加上Chinensis。故從這裡我們可以了解，原來十字花科是有許多的品種，供我們人類食用。

不只如此，同樣一個品種可能在同一個國家內就有不同的名稱，甚至於有不同的形狀形成，雖然有同樣的染色體，可是它是不同的亞種。

爲何稱爲京菜呢？這是因爲它自古便在京都附近栽培。另外，日本人還有一個名叫「水菜」的本土白菜，其栽培地區多靠近水邊。京菜是維生素、鈣質、鐵質含量非常高的食物。

它除了常被用來烹煮或放在鍋裡燒之外，在日本還被做成醬菜。還有一個特別重要之處，就是它經常被用來和鯨魚肉一起煮，因爲它能消除鯨魚肉的臭味。

它也可以生菜、泡菜、漬物呈現，理論上切絲當沙拉吃也是接近白菜的口感。

日本的小松菜——油菜

中國的油菜屬十字花科，學名爲Brassica campestris rapifera。日本的油菜稱爲小松菜，它的大小比台灣的小了一號，主要於東京附近栽培，不過各地的品種非常的多。

小松菜又稱爲冬菜、雪菜、黃陰菜，它的廢棄率是一〇%，與菠菜同樣列爲最有營養價值的蔬菜。由於它沒有很奇怪的味道，亦沒有澀味，所以通常不需要燙過之後再來煮。此外，由於它耐寒性強，所以是日本冬天的重要蔬菜。它的營養特徵是含有葡萄糖、果糖與蔗糖，所以甘醇味美，不過維生素C會隨著儲存而減少。

■小松菜濃湯

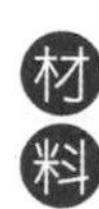

馬鈴薯五〇〇克

洋蔥　一五〇克

小松菜（去梗）　一束

橄欖油　二至三匙

高湯　適量

牛奶　適量

月桂葉　一片

鹽　適量

做法

1. 洋蔥切一公分的碎末用橄欖油炒香、炒軟。
2. 馬鈴薯切一公分的丁塊，與月桂葉加入1.中炒五分鐘，放入剛好蓋住材料的水。
3. 馬鈴薯炒軟後加入小松菜葉。
4. 將月桂葉取出，把3.的材料放入果汁機中打碎，用高湯及牛奶調整湯的濃度，再用鹽調味即可。

綠色的日本白菜——廣島菜

廣島菜它的學名和京菜、體菜、捲心白菜完全一樣，與白菜同屬北京族群種。從外觀看來，它非常像不結球的白菜（中國應稱爲山東白菜），這種不結球的山東白菜，假如把它的菜子塗成綠色的話，便是廣島菜了，這是台灣看不見的山東白菜品種，是在四百年前於京都地區與京菜類似的蔬菜孕育而成，然後在廣島生產。

它在做成漬物之後，維生素C並沒有多少的損失，只是鹽分增加而已。此外，它的口感較清脆、有獨特的香味，做法是以生的廣島菜加入米麴、昆布、辣椒，以古老獨特的方法醸漬，這就是所謂的「廣島漬」的做法。

西方的芥末——辣根

它與水芥子同屬一科，原產芬蘭，也在十九世紀進入東亞，不過它食用部不是莖（芥末），也不是葉（水芥子），而是肥大的根部。它含有大量的黑芥子油配糖體，會分解成**Allge mustard oil**，還有其他的香味，與其他的食物相合與否，得視情形而論，相當有個性。英文名爲**Horse radish**，常見於各式魚、肉料理中，日本食物與中華料理較不合味，因此鮮少見到。倒是歐洲料理以它來去魚腥，磨成米色末；在日本則把它製成加工品，與眞的芥末相混出售，以減少芥末的成本。本地的芥末到底有多少比例是眞芥末則未可知了。辛香料會增加食慾，去羶腥，應該是很好的開胃聖品，不過不能吃得過多，胃酸分泌過多，或食慾太過，都是不好的習慣。

眞正的芥末——山葵

由於日本在三百年前開始大量進食鮪魚，因此山葵（Wasabi）的需求量大增，人們多利用清澈溪流栽培。在台灣能吃到眞的芥末是非常不容易，也因爲它的價位太高，一個較大的莖，可高達兩百元，小的也要一百元，因此多用「粉」末調成。進口的日本粉末較便宜，更便宜的則爲台灣的粉末，不過味道又較日本製的味道較重些。這也不能怪餐廳，因爲台灣人吃辣味較日本人重些，尤其有些人以芥末沾海產吃，反而喧賓奪主。所以店家當然以便宜貨取代了，在高級店，則一律以眞芥末爲主，在日本豪斯登堡的海鮮餐廳乾脆用中文寫道：本店不供應額外的「芥末」。

山葵在台灣被誤認爲有助殺死沙西米的細菌，但是日本文獻卻無記載。主要還是靠乾淨的手，無菌的環境才能永保健康。

維生素B_{12}的來源——慈姑

這是唯一自然界含有豐富B_{12}的蔬菜，它吃來像栗子，是根菜類，因爲水分較少，不似蕃薯那般疏鬆。在日本有一偏方，就是產後補血以慈姑磨成汁液來喝。

慈姑原產於中國南部，草高可達一公尺，是水生植物。慈姑的名稱來由據《本草綱目》形容：「一株根可結十二子，像慈母一樣供給營養給它的小孩。」因此而得名。雖然在中國它有非常久的栽培歷史，但由於草高占地面積大，但結的果太少，經濟效益不大，所以通常都種在田邊或溝邊，除了做爲料理用的材料之外，也是澱粉採取的原料之一。

日本水芥子

這是與芥末、蘿蔔同樣有辣味的黑芥油配糖體的成分，因此用於腥羶食物，如牛肉、牛排上的配菜。甚至於用在日本的果菜汁，是在十九世紀引進東亞，是目前日本牛排餐常用的綠色配菜，台灣的牛排亦有見過，不過並無特別名字，侍者也不知，英文稱Cresson或Watercreson，因爲它所含的酵素作用，解離了糖類、辛辣味因此而生，所以有刺激食慾之效。

參差荇菜——杏菜

這是一個錯誤，誤把它當作杏，因爲《詩經》有云「參差荇菜，左右流之」，見於〈國風・關雎〉一節。它是耐水又耐寒的蔬菜，含維生素A的前身，胡蘿蔔素特別多，在中國早有栽培。江戶時代傳到日本，在小松川地方廣爲栽培，因此日本稱小松菜。荇菜纖維特多，有助於預防便秘及大腸癌。

夏天的聖品——葛

《詩經．國風篇．周南》有一節葛覃：「葛之覃兮，施于中谷，維葉萋萋」，可見華北早就有食用其方法。它的分布很廣，在東北、朝鮮、日本皆有野生種。正如《詩經》所言，施于中谷，蔓生，莖細長，是草本成匍伏狀，因此《詩經》才稱葛覃，爲綿延很長的葛藤，它還做成葛布稱絺綌。可見上古人們對葛的利用，可是獨不見根莖，它在日本漢方中用來解熱，治肩病。不過葛粉的澱粉老化很快，三十分鐘後就硬掉了，所以先泡水溶解，要吃的時候再煮熟，然後放入冷水中。中菜上稱葛根，在《神農本草經》中有收錄。通常中國野生產的稱板葛根、角葛根；中國產的稱粉葛根、甘葛根，因爲粉性，且在產地削了紫皮。

近年來，發現抽取物可以刺激末梢副交感神經，消化臟器的機能可以活化，因此在夏天日本人吃了很多的葛粉。如葛粉做成的各式和菓子，因爲是透明的像果凍，但是口感更Q，所以夏季的涼菓大部分是葛粉做的，在懷石料理的前菜或蒸碗中，夏季也常用葛來入菜，增加視覺上冰涼的感覺，偶爾家庭裡老一輩的人也喜歡自己泡葛粉湯來喝，雖然很像太白粉勾芡的感覺，但完全是不同的植物，而他們認爲葛粉湯可以清涼降火止暑氣，這是老一輩人的智慧與經驗，從現代科技來看，又是一個智慧經驗累積的實證。

日本料理還在用的《詩經》植物——防風

防風據個人考據出在〈國風・周南篇〉卷耳：「采采卷耳，不盈頃筐。嗟我懷人，實彼周行」，這是描述當時周代的諸侯要在一定的期間內往周天子的御所參拜交代之禮，騎著馬，路途遙遠，因爲防風可以治風邪、頭痛、感冒、關節痛、破傷風等病症。因此，可能是當時代適合的藥用植物，因爲防風對生無葉柄可見，且長了毛，所以又稱卷耳吧！

目前日本人用來做夏天沙西米的配菜，沒有什麼香味，可以去羶腥。

每次吃日本料理，生魚片一端出都會有不同的驚喜，每一位師傅都巧思盡現，在盤子上做出一幅生動美麗的畫，讓顧客享用，而這些配菜也都是依據海鮮類各種不同的特性及季節來搭配，除了可以去魚腥並可增加風味，並有食物相乘相加的效果在裡面，所以吃生魚片時那些配菜是可以吃的，並能讓魚更有滋味。

公侯的享用——蓴菜

高貴的蓴菜產於華東及日本等地，看來像荷葉的芽，不過小了好幾號，它的外面包了一層透明的黏液，這可是維生素B_{12}的好菜，只是它的外皮很容易壞掉，此菜的高貴就在於好像涼粉狀的感覺是夏天入湯的好菜，這黏液物質有D-galactose及D-mannase（乳糖及甘露糖）爲主體所構成的多醣類，在《詩經‧國風篇‧召南》有一章采蘩：「于以采蘩，于沼于沚。于以用之，公侯之事。」可見在召南的貴族在沼澤之鄉，過著平安的日子。

日本料理在七月到八月可以吃到蓴菜，外面黏黏但是裡面脆脆的，諸侯的夫人用它來祭祀。清涼潤喉，非常好吃。它是睡蓮科多年生草本，因此要在還未長出水面的蓮葉才能吃。

像睡蓮的調經湯──萍蓬草

《詩經・國風・召南篇・采蘋》一章：「于以采蘋，南澗之濱；于以采藻，于彼行潦，于以盛之維筐及筥于以湘之，維錡及釜」。這是東亞各國溫帶的植物，通常為觀賞用，日本漢方藥稱為川骨，古來為治婦人病的偏方，其藥理作用為利尿，古代認為可以治產前、產後及月經不順，經血過多，因此周人「維筐及筥」，以竹筐從水中撈起，「于以湘之，維錡及釜」，再煮熟於釜中，然後拿到宗廟去祭祀，再端給少女或是少奶奶吃，當時是否已知這是適合女性的養身保健？心有所感，從〈采蘋〉當中的詩句，其中的浪漫或許現代人用吃四物丸及其他止痛劑來減少經痛是無法體會的。

未熟的葫蘆──瓠

《詩經．國風．邶》有一章：「匏有苦葉」，這是說明了當時結婚時的情景，匏通瓠，或稱葫蘆瓜，是很好吃的夏季食物。含水分多，清炒或加蝦米，清甜汁鮮，喜歡的人可以吃掉一大盤，夏天食慾不振時可以拿它拌飯，另外曬成瓠仔乾，燉肉或煮湯別具風味。日本壽司中常用的材料也是將瓠仔乾泡水後煮糖、醬油，然後用在壽司卷中，有一些外賣壽司的販賣站或日本的便利商站可買到。簡單的壽司飯、海苔、瓠仔乾就非常好吃，令人齒頰留香。簡單並不是隨便，但在簡單中能讓人回味確實不易。

蛋類

庶民最好的蛋白質——蛋類

蛋類是非常重要的農產品，與乳類類似，所以與農家的收入有著密切的關係。蛋類也是期貨，會隨著市場需求而有價格上的變化。平均每顆雞蛋的重量約五〇～六〇公克，不過會隨著雞蛋品種的不同、營養成分及母雞年齡層的差別而有大小的分別。

雞蛋內包括蛋白和蛋黃部分，蛋白是卵細胞分泌的延伸物，而蛋黃則是卵細胞的細胞核，是母雞輸送養分給胎兒的重要部分。

各國皆有各種不同品種的雞以及進口雞，所以便造成雞蛋有顏色、營養成分上的稍微差別。以營養學的標準來看，雞蛋是最接近理想的蛋白質來源，尤其它還含有豐富的維生素A、維生素B_2以及牛奶所缺乏的鐵質；不過蛋黃部分膽固醇含量高，一顆蛋便含有二五〇毫克的蛋黃。事實上蛋黃含量的多寡與雞所吃的食物含有多少膽固醇有關，換句話說，假若一隻雞所吃的食物含膽固醇量較少，如吃魚類製品飼料，由於魚類含飽和脂肪酸非常少，非飽和脂肪酸非常多，所以這隻雞所產的卵與吃普通飼料的雞比起，其膽固醇量便較少。另一方面，假若一隻雞從小便吃膽固醇高含量的飼料，那麼，想冀望牠的雞肉、雞蛋及其他部分所含的膽固醇量減少，那眞是緣木求魚。

筆者小時候家住高雄時，於兩坪大小的後院中蓋了約半坪大的雞寮，這雞寮是我五、六歲時父親以杉木釘成的，壁上一條一條的空欄是爲了讓雞能夠伸出脖子來啄食飼料。父親和我們幾個兄弟常在雞寮觀看許久，有時候雞生蛋或買進小雞時，爲了怕牠們寒冷，於是便裝上電燈泡，結果小雞便都圍在燈泡旁。小雞漸漸長大，我們不忍殺牠，於是只吃牠的雞蛋，這也是許多素食者允許吃雞蛋而不能吃雞肉的原因。從前的澎湖人民也不忍將雞殺掉，所以通常讓雞逐漸老化，等雞老至將死時再將牠犧牲，故在從前不易在澎湖吃到雞肉。

除了雞蛋外，鴨蛋亦是國人常吃的蛋類之一。鴨蛋通常比雞蛋大，不過由於鴨蛋是由不同品種的鴨子孵化而出，所以鴨蛋大小的差異是非常大的，大可大到一〇〇公克；此外，它的成分亦有很大的差別。鴨蛋的脂肪含量特別高，尤其膽固醇含量是雞蛋的好幾倍。在中國古代，鴨蛋的吃法是非常有意思的，如千年蛋（即鴨蛋做成的皮蛋）。在過去皮蛋的做法是需要馬尿，現在則是用化學物質，將石灰、碳酸鈉以及一些含鹼性高的物質與食鹽一起混合，然後將鴨蛋放置其中一段時間，於是蛋黃便漸漸凝固，所以可以直接生吃。

皮蛋是很好吃的蛋類，不過它所含的鹼性物質對蛋白質的凝固所造成的營養傷害倒不是我關心的話題，我較關心的話題是皮蛋含鉛的問題。人們應有同理心，把別人的身體當作自己的身體一樣看待，在釀造皮蛋時應多了解哪些物質含鉛，可千萬不要加進去。

另外，鴨蛋還常拿來製成鹹鴨蛋，傳統鹹鴨蛋的做法現在已不得而知，現在的做法則是以高濃度的鹽水浸泡。我們鮮少吃生鴨蛋的，一般都是吃熟的鹹鴨蛋，過去台灣的早餐常有鹹鴨蛋，用刀子將鴨蛋剖成兩半，便見白色的蛋白與紅色的蛋黃形成強烈的對比，鹹鹹的味道配上稀飯，是許多中年人回味的早餐。

不過因鴨蛋有股飛禽的臭味，所以許多人不敢吃；另一方面又由於人們傳說鴨蛋有毒，所以許多長有膿皰、青春痘或過敏體質的人，也不敢吃鴨蛋。

而市面上常見小巧玲瓏的蛋類便是鵪鶉蛋，它的體積比鴨蛋小了許多，約八～一

○公克。它的蛋白質含量與雞蛋相等，維生素A、B_1、B_2、鐵質含量比雞蛋高出許多，膽固醇含量亦比雞蛋稍多。鵪鶉蛋有一股雞蛋所沒有的香味，它的蛋白亦較脆，蛋黃較無腥味，是許多老饕喜歡吃的蛋類。市面上販售的鵪鶉蛋多是水煮後去皮，但因台灣天氣炎熱，所以容易腐壞，故夏天吃到鵪鶉蛋的機會較少，不過水煮販售的鵪鶉蛋所含的維生素B1則減少爲八○％、B_2減少爲五○％以上。

蛋類是物美價廉的食物，全世界的人都非常喜歡它。蛋料理種類之多無法勝數，在此僅爲讀者介紹幾種料理做法。

優酪乳

將蛋黃一個加入一大匙砂糖與純酸奶一杯，以打蛋器打碎均勻，再將鮮奶一杯量分別數次倒入其中，最後加些香草精，攪拌均勻即成了優酪乳，對於宿醉有良好的醒酒功效。

蛋酒與蛋茶

在酒釀中加顆生雞蛋是日本人治療感冒的民間療法，雖然台灣人較少喝蛋酒，不過記得我小時候咳嗽感冒時，外婆常於熱茶中加入一顆蛋及少許的糖，攪拌後讓我喝下去，具有止咳效果，而且非常香甜好喝，直到今天仍是記憶猶新，歷歷在前。

牛奶雞蛋

在奶粉中加入一顆雞蛋，攪拌開後再沖泡熱水飲用，這是台灣常見的一種生食雞蛋方式。

調味蛋

德國人的早餐一定要吃蛋，他們通常吃的是水煮蛋，即將雞蛋放入煮蛋器中，以計時器計算煮蛋時間，不讓雞蛋過硬（由此可見德國人生活的精確性），因爲德國人認爲半生熟狀態的雞蛋最好吃，所以需控制煮蛋的時間。由於德國氣溫相當低，爲怕雞蛋冷卻，他們便於雞蛋煮好時在蛋殼外套上一層毛衣，吃時再拿掉，並於蛋殼上敲開一個類似蓋子的形狀，加入胡椒與鹽巴，以小湯匙將蛋挖出來吃。

在國際飯店裡也可看見這樣的吃法，廚師將上百顆雞蛋調味後加入少許水，變成混合狀，每次吃時舀一些出來，不過這種吃法容易膩，而且容易於不知不覺中吃了過多的蛋。

起司粥（四人份）

起司粥不似普通的白粥，它裡面添加了起司、花椰菜、雞蛋等，所以鈣質、蛋白質、維生素豐富，是一道很營養的米粥，可以治療風寒。起司粥的做法很簡單，首先將冷飯三碗、雞湯塊兩個倒入裝有六大杯水的鍋中，以小火煮沸，至冷飯呈糜粥狀時將已切成小朵狀的白色花椰菜及起司兩片放入其中，繼續煮沸，之後關熄爐火，加入雞蛋三顆、味噌一大匙（味噌需加入少許水，調成泥糊狀）、少許鹽巴、胡椒及淺蔥，將之攪拌均勻即可食用。

田園馬鈴薯（一人份）

將馬鈴薯一顆去皮後放入水中煮沸，至馬鈴薯變軟後以木匙壓碎，再加入蛋黃一顆、牛奶二分之一大匙、巴西里葉一大匙（需將之剁碎），然後開小火，以木匙迅速將之攪拌至泥狀便立刻熄火，馬鈴薯沙拉即告完成。這道料理對於口內發炎者（如口角炎、舌炎、齒肉炎）有良好的治療效果。

雞肉炒毛豆（四人份）

首先將雞胸肉沿著紋路細切成絲，再依序加入鹽三分之一小匙、酒一大匙、白胡椒少許、蛋白一個、太白粉二分之一大匙、沙拉油一大匙。將三大匙的沙拉油倒入鍋中溫熱一下，即將調好味的雞胸肉倒入快炒，待顏色略呈黃色時即倒在盤中稍後備用。再將毛豆（去外殼）倒入剛炒好雞胸肉的鍋中，加入鹽四分之一小匙、胡椒少許、酒一大匙，炒個一～二分鐘即可盛出。最後將毛豆、雞胸肉鋪在盤子上，上面再打顆蛋黃，撒些蔥末（切成細狀）、醬油，可以恢復疲勞的雞肉炒毛豆料理便完成了。

山芋泥（四人份）

山芋泥這道料理是國人較罕見的，不過在日本卻是用來增強體力的常見料理，其中利用的蛋類便是鵪鶉蛋。

首先我們將山芋二〇〇公克磨成泥狀，加入納豆一盒混合均勻，再將秋葵十根去子，以熱水燙熟，切成細末，放置山芋泥中，然後打入四顆鵪鶉蛋，再淋上高湯二分之一杯、醬油一又二分之一大匙、米醂酒一大匙即可。

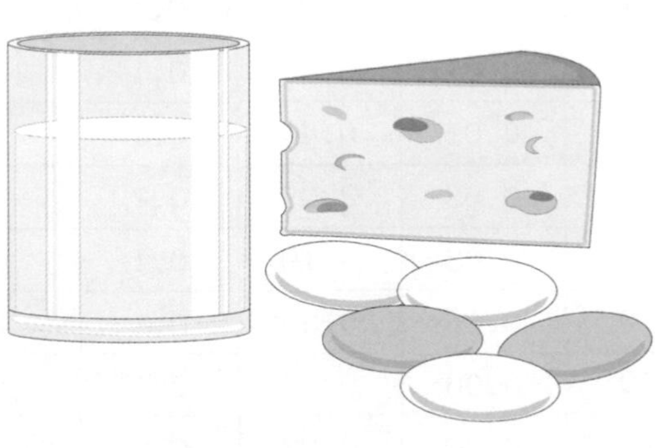

纖維素（公克）	維生素A（微克）	維生素B_1（毫克）	維生素B_2（毫克）	菸鹼酸（毫克）	維生素C（毫克）
0.1	640	0.08	0.48	0.1	1
0.1	580	0.07	0.43	0.1	1
0.1	640	0.06	0.4	0.1	1
0.1	510	0.02	0.31	0.1	1
0.1	510	0.06	0.38	0.1	1
0.1	2000	0.31	1.84	0.4	1
0.1	740	0.21	0.45	0.1	1
0.1	750	0.01	0.27	0.1	1
0.1	1500	0.14	0.72	0.1	1
0.1	1600	0.03	0.33	0.1	1
0.1	1800	0.23	0.47	0.1	1
0.1	1800	0.18	0.4	0.1	1
0.1	1400	0.17	0.38	0.1	1
0.1	3300	0.42	0.82	0.1	1
0.1	1	0.01	0.48	0.1	1
0.1	1	0.01	0.44	0.1	1
0.1	1	0.03	2.09	0.7	1
0.1	250	0.03	0.19	0.1	1
0.1	370	0.05	0.31	0.1	1
0.1	610	0.06	0.44	0.1	1
0.1	1580	0.16	0.33	0.1	1

每一百公克蛋類所含的營養成分

蛋類名稱	熱量（卡）	水分（公克）	蛋白質（公克）	脂肪（公克）	醣（公克）
全蛋（生）	162	74.7	12.3	11.2	0.9
水煮蛋（帶殼）	151	76	12	10.2	0.8
水煮蛋（不帶殼）	162	74.8	12.3	11.2	0.9
水煮罐裝	132	78.8	10.8	8.8	0.6
加糖全蛋	205	60.4	9.8	9	20.1
乾燥全蛋	611	3.2	47.2	41.7	4.1
鴨蛋全蛋（生）	199	70.7	12.2	15.2	0.9
皮蛋	214	66.7	13.9	16.5	0.1
鵪鶉全蛋（生）	173	73.5	12.1	12.5	0.9
水煮鵪鶉蛋罐裝	174	74.3	11	13.2	0.6
蛋黃（生）	363	51	15.3	31.2	0.8
蛋黃（煮）	372	49.9	15.4	32.2	0.8
加糖蛋黃	357	42	12.1	23.9	20.7
乾燥蛋黃	718	3	30.3	61.8	1.5
蛋白（生）	48	88	10.4	0.1	0.9
蛋白（煮）	48	88	10.4	0.1	0.9
乾燥蛋白	381	6.5	83.4	0.6	4
蛋豆腐	59	90.3	4	4.4	0.2
高湯蛋捲	136	75.1	8.2	9	5.6
久煮蛋	158	75.4	11.8	11.2	0.5
鹹蛋	180		12.7	13.3	3.2

鎂（毫克）	磷（毫克）	鐵（毫克）	鋅（毫克）	銅（微克）
10	200	1.8	1.4	47
1	180	1.6	0.1	1
1	200	1.8	0.1	1
1	150	1.5	0.1	1
1	160	1.5	0.1	1
1	770	6.9	0.1	1
1	230	2.6	0.1	1
6	230	3.1	1.3	110
11	220	3	1.8	110
1	160	2.9	0.1	1
10	520	4.6	3.9	80
1	540	4.7	0.1	1
1	400	3.6	0.1	1
1	1000	9.1	0.1	1
10	11	0.1	0.1	29
1	11	0.1	0.1	1
1	110	0.4	0.1	1
1	85	0.7	0.1	1
1	130	1.2	0.1	1
1	140	1.5	0.1	1
	182	2.9	0.1	1

每一百公克蛋類所含的營養成分

蛋類名稱	鈉（毫克）	鉀（毫克）	鈣（毫克）
全蛋(生)	130	120	55
水煮蛋(帶殼)	130	130	50
水煮蛋(不帶殼)	110	100	55
水煮罐裝	310	25	40
加糖全蛋	100	95	44
乾燥全蛋	500	510	210
鴨蛋全蛋(生)	120	130	65
皮蛋	850	65	90
鵪鶉全蛋(生)	130	150	60
水煮鵪鶉蛋罐裝	210	28	47
蛋黃(生)	40	95	140
蛋黃(煮)	36	95	140
加糖蛋黃	38	80	110
乾燥蛋黃	80	190	280
蛋白(生)	180	140	9
蛋白(煮)	180	140	9
乾燥蛋白	1300	1300	60
蛋豆腐	370	50	18
高湯蛋捲	600	100	36
久煮蛋	260	140	45
鹹蛋	4100	220	84

調味料

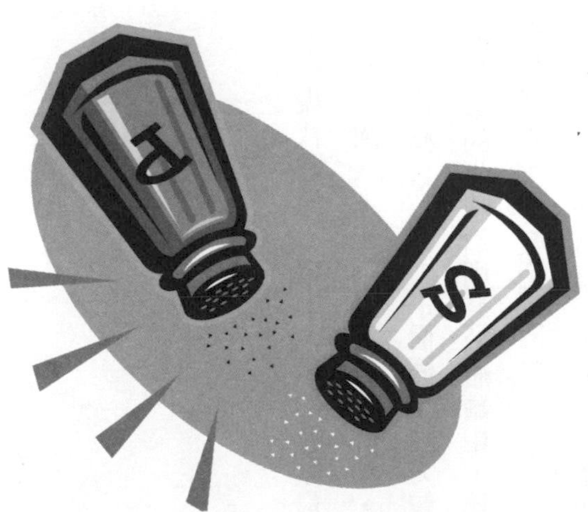

生食的藥水——酒

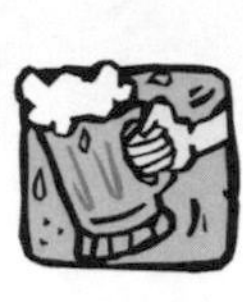

酒類的生食雖然不是源自於日本，不過在現代國際市場上，生酒產量最多的國家大概是日本，因日本大量生產清酒。國人大多不熟悉日本清酒，即使認識也只認識日本大廠牌的清酒，如月桂冠、大關等平價酒。國人較熟悉的酒類是生啤酒，在歐洲，生啤酒多以桶裝，而日本的生啤酒則裝於瓶罐中，標籤上寫著「生」字，品牌眾多。台灣近兩年來也生產生啤酒，裝於鋁罐內。

日本清酒屬米酒系統，自古以來，是東方文人雅士以及醉漢買醉的最重要酒類，許多文人作家曾寫下無數文章歌頌酒類，有些文人甚至需喝了酒才能吟詠出賦比興般美妙的詩章。在日本，酒的出產與四季的花開是融為一體的，日本某文學作家曾寫道「兩人對酌山花開」，可見日本人亦有中國古代文人的雅興，而且他們喝了酒後，對花鳥自然的詠頌更加熱烈。

西洋酒以dry與sweet當作品酒的標準，酒味甘甜者以sweet表示，而味道乾澀、不甜、帶酸味，甚至有草藥味者，則以dry表示。個人於十多年前留德之後開始品嘗葡萄酒，而且深入酒窖參加「酒之旅」（Wine tour），在「酒之旅」結束之後發現洋人所謂的dry與sweet，事實上是不易區分的。日本人亦覺得如此，所以他們針對洋人品酒二分法的缺點，除了將酒分爲sweet（甘口）與dry（辛口）外，亦將酒的口味分爲濃郁（味道濃厚）與清淡（味道清薄）兩種；還有一種客觀的方法，即將日本酒做了酒度與酸度的分析。他們將日本酒度分爲＋20～－30等級，味道越辛口，等級數字越大；味道越甘口，等級數字越小。而酸度則是從0～2.8，酸度越高，味道越濃純；酸度越低，味道越淡。如此，使酒類從垂直單向的分法擴展至水平垂直的雙向分法，將酒類的分法更加完臻。

日本人將熟成酒的香味描繪成櫻桃酒、老酒等味道，櫻桃酒的味道輕飄，而老酒的味道則是複雜奧妙。另外，他們將有些酒味形容成奶油味，因爲酒於醱酵過程中產生乳酸，故有奶味；此外，還有焦糖（caramel）味，因會產生焦糖類

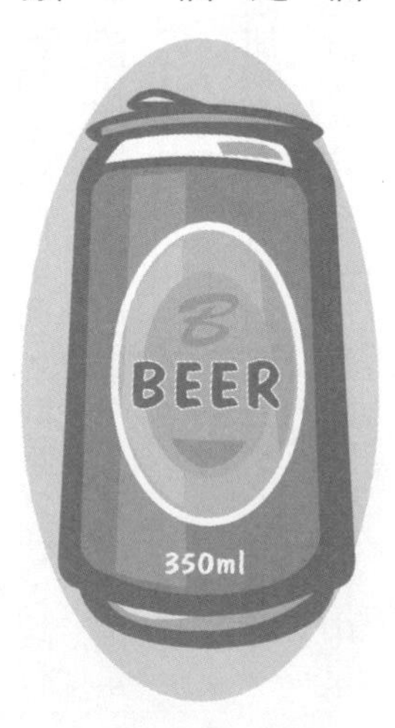

的東西；有蜂蜜味，因蜂蜜與酒醱酵所產生的醇、糖類是類似東西，同時存在，故有蜂蜜的味道。日本人甚至還將酒味形容爲香菇味或藍起司（blue cheese）味道，這是因乳酪的關係。

另外，有些熟成酒還帶有草味，因爲在酒中添加丁子、屠蘇散（nikki，爲中藥一種）等植物，使酒味呈厚重、苦味。事實上苦味是許多化學藥品於自然醱酵過程中呈現出的味道，也就因酒帶苦味，所以吸引許多人飲用它，若酒都是甜的，我們乾脆喝糖水即可，根本不需飲酒；而這苦味往往也是增進食慾的來源。

熟成酒有上述多種味道，而不熟成的酒可能有杉木味、煉乳味、水果味、白葡萄味（如muscat葡萄、巨峰葡萄）；有些不熟成酒的香味特別濃郁，帶有濃厚的蘋果、西洋梨、白桃、荔枝等水果香味，以及菩提樹與柑橘樹的花香味。也就因酒於釀造過程中產生許多不同的味道，所以使許多人從酒中進入幻想世界。

日本酒分爲許多不同等級，其高低等級分別是大吟釀酒、吟釀酒、清酒。酒類的釀造方法繁多，下列僅就日本常見酒類加以介紹：

1. **純米酒**：用七〇%以下的精白米加米麴與水製造而成，純粹爲純米酒。
2. **本釀造酒**：用七〇%以下的精白米，將其果皮去除三〇%以上，然後加入米麴與水，再用倒入濃度一〇%以下的釀造用酒精製造而成。

3. 元酒：製造後不添加水的酒。因為為了有統一的規格、控制酒精含量等，所以將酒製成我們想要的濃度，對於太濃的酒則加入水；太淡的酒則加入釀造用酒精。

4. 生酒：製造後並無加熱處理的酒，常以各種食品工業方法呈現，需置於低溫下，以免腐壞。生酒屬於「地酒」，需於當地才能喝到，也就因此較為珍貴，不似大廠商所產的生啤酒隨處可見，故人們趨之若鶩地至各地品嘗生酒。生酒亦是使人們有幻想、有事做的一種生食療法。

5. 生貯藏酒：製造後並無加熱處理，直接貯藏起來，待酒自酒廠出廠時才加熱處理。

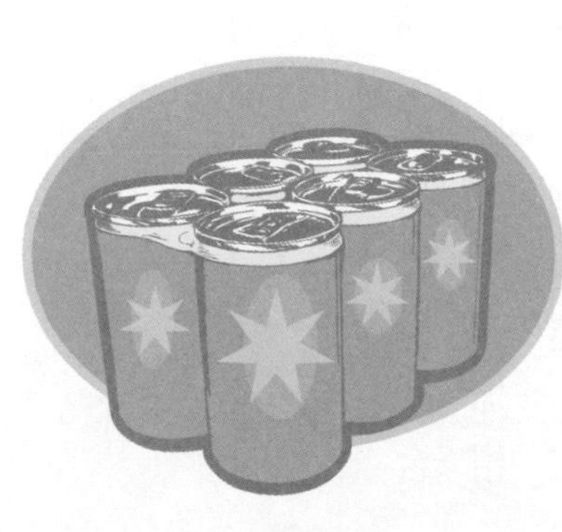

酸味的來源——醋

這幾天電視公司到醫院錄製我下廚做菜的節目，當我在購買烹調用品時發現，台灣的磁碗除了某廠牌之外，幾乎都是進口日本較普通的磁碗，與日本磁碗的豐富性相比，其差異在一百倍至一千倍之間，甚至有一萬倍之多，有如天壤之別。而這一、二年我亦爲了撰寫食譜的問題，走過日本廚具部無數次，在日本隨處可見生活用品店，大百貨公司甚至有一至二層樓全是販售生活用品；而台灣重視的地方則與日本不同，在台灣是餐廳、小吃店、攤販比比皆是，外食的機會多，注重開車廠牌，可是對於生活細節卻鮮少有人注重。

我問台灣的店員：「爲何不賣精緻的磁碗？」他答道：「因爲沒有人買，所以沒賣。」這使我非常的傷心。

由這些小細節可以知道，日本人對於生活品質的要求比台灣高。以食用醋爲例，筆者於日本旅行時曾在四國愛媛縣道後旅館裡看到世界各地的高級食用醋展覽，售價高達台幣上千元，令人咋舌，所以從這小小的食用醋上便知日本人對於生活品質的講究。

在台灣人們認爲醋很簡單，因爲自從有機化學發展之後，人們能夠製造出有機化合物，而冰醋酸就是其中一個人工製造出來的化學物質。

冰醋酸（乙酸）爲醋的主要成分，可是醋除了含冰醋酸成分之外，亦含成千上萬的其他釀造物質，這也就是爲何醋的風味佳，以及口感不刺激的原因了。可是台灣的醋幾乎都以冰醋酸製成，味道較酸、較刺激，所以在台灣吃壽司的味道與在國外吃到的味道不一樣。因此大家可以了解，一個國家食物的深層包括了文化、品味，以及工業上是否落實到審核的基礎，以食用醋爲例，釀造醋與合成醋給人的口感截然不同、售價也不一樣，我們可以從這小小的食用醋中窺知國家食品工業的發達與否。

自然界會生成醋，只要將葡萄壓一壓，放入桶內，使自然產生酒精，倘若繼續放置，醋酸菌便會產生作用，使得葡萄成爲葡萄酒醋。米酒亦是如此，將米麴與米繼續醱酵便成了米酒，可是若不小心或故意加入醋酸菌，則會製造出含有醋酸的酒；西方的酒常是紅酒醋、白酒醋，而東方的酒則是米醋、雜糧醋。

而水果醋是世界各地人們都會用到的食用醋，英文爲Vinegar，法文爲Vinaigre，由法文葡萄酒（Vin）及眞刺或刺（Aigre）組合而成的。根據巴比倫文獻記載，西元前五千年人類便開始使用醋，從蛋酒表面漸漸醱酵而成；而日本則於應神天皇（西元三六九年前後）才從中國西域和泉傳來，故日本人稱之爲Izumi醋，或稱唐酒。

日本農林廳（JAS）將食醋分爲釀造醋與合成醋，在釀造醋中是不可使用合成醋酸；此外，他們又以原料將釀造醋分爲穀物醋及果實醋，所謂的穀物醋（如米醋）是一公升食醋中含有四〇公克以上的穀物，而果實醋（如蘋果醋、葡萄醋）是一公升食醋中含有三〇〇公克以上的水果。另一種食用醋——合成醋，其釀造醋成分占六〇%以上，不過烹調所用的醋只有四〇%，其他則由醋酸合成。

每個國家食用醋中所含的醋酸成分皆不同，從二～八%皆有。長久以來，醋酸被視爲調味、增進食慾的重要原料，事實上，它含有一點防腐作用，當它濃度較高時具有蛋白質凝固作用，可使魚類無法繼續腐化下去，如日本京都地方的醋腥魚；此外，它亦有防止褐變的功能，因爲醋可防止食物氧化；亦可促進小魚骨頭的軟化，因爲醋會與骨頭裡的碳酸鈣作用，使得骨頭軟化。

最近有人大量提倡喝醋，但由於台灣的醋添加了許多化學物質，所以我們只是喝進一小部分的醋而已，並且連帶喝進許多化學物質、鹽分、糖分、少量的水果及其他的天然物品，所以在選購時最好選購釀造醋。其實我們人類於代謝過程中也會自行產生醋酸，只不過一下子便消耗殆盡，因為它是中間的代謝產物。

食醋是國人很重要的調味料，除了於烹調時被熟食之外，亦可直接生食或當作沙拉醬的調味料，故個人認為它是生食中相當重要的食品。

日本料理的甘味——米醂酒

米醂酒起源於十六世紀後半（日本江戶時代初期），以日本的燒酒製作而成的。早在一六九七年，日本《本朝食鑑》一書便將米醂酒的製造方法記載下來；而米醂酒普及於民間是在一八〇四～一八三四文正年間。米醂酒的日本漢字寫法爲「味醂酎」或「美醂酒」，做法是將蒸熟的糯米一〇〇份、米麴一〇～三〇份與酒精濃度四〇%的燒酒混合，使糯米中的澱粉經米麴酵素醱酵後成爲糖分，再壓榨出來便得黃色的米醂。

米醂酒又稱「本米醂」，因爲它是眞正的米醂，酒精濃度一三%、糖分三八%，是糖分高的含酒調味料，主要產於日本愛知、京都、千葉、大阪等地。我曾見過以米醂酒製成的調味酒，是將米醂與燒酒一起混合，由於米醂很甜，而燒酒是不甜的，故如此綜合便得酒精濃度二%、糖分八%的調味酒，可加上冰塊飲用，如同雞尾酒飲料般。

米醂酒除了生食調酒外，大都作爲冷熱的調味之用，尤其是魚、肉料理的高貴調味料。

沾食物的調味——醬油

東方人最重要的調味料——醬油，其使用地區已不限於華人地區或中國人地區，在朝鮮韓國、日本、東南亞，甚至於世界各地也都廣泛被使用，主要以大豆（或黑豆）與小麥、食鹽水混合，再加入麴菌醱酵而成。

醬油是許多國家日常生活中不可或缺的調味料，在這些國家中，將醬油發揮最極致、品質管制最嚴格的非日本莫屬。由於現代食品工業的進步，那些食品管理不嚴的國家，他們的醬油便淪爲奸商獲利的工具。落後地區國家的醬油只有顏色、鹽分及添加胺基酸而已，香味是非常低的。日本人將醬油分爲下列數種：

1. 白醬油：主要以精白小麥及少量大豆釀製而成，顏色非常淡薄，麴香味強烈，味道較甜，爲日本愛知縣碧南地方的主要產物，不過使用區域並不廣。

2. 薄口醬油：日本兵庫縣瀧野地方爲其主要產地，食用區域以關西地方爲主。顏色非常淡，爲配合素材與磁器而衍伸出來的，所以人們爲了抑制醬油顏色，研究出以含鐵量較少的水分，丸大豆、脫脂大豆、小麥等爲材料，再混入甘酒釀造而成。其含鹽量比濃口醬油高，風味較高，是傳統關西料理或京料理常使用的醬油。

3. **濃口醬油**：日本千葉縣爲其產地，是關東料理的代表物，一般所謂的醬油，指著便是濃口醬油。主要以大豆（或脫脂大豆）、小麥爲原料，再加上麴菌醱酵熟成。顏色、味道、香味都特別強，是肉料理最重要的調味料。也因其顏色較深，所以在關東地方它是燒鳥這種較不注重顏色、季節性料理的最好醬油。

4. **壺底醬油**（tamari）：以大豆、小麥爲原料，其中大豆占七〇～九〇％，鹽分較濃口醬油低，香味亦較淡，不過味道、胺基酸特別重，因爲大豆含量特別多，爲吃沙西米時的重要醬油。

5. **甘露醬油**：與濃口醬油一樣，以大豆、小麥釀製而成，不過甘露醬油多加了一次麴菌醱酵，所以需要一年半的時間才能釀造完成，故又稱「再製醬油」。顏色比壺底（tamari）醬油淡，與濃口醬油類似，味道濃厚，產地爲日本山口縣，常於沙西米或煮物上使用。

飲料類

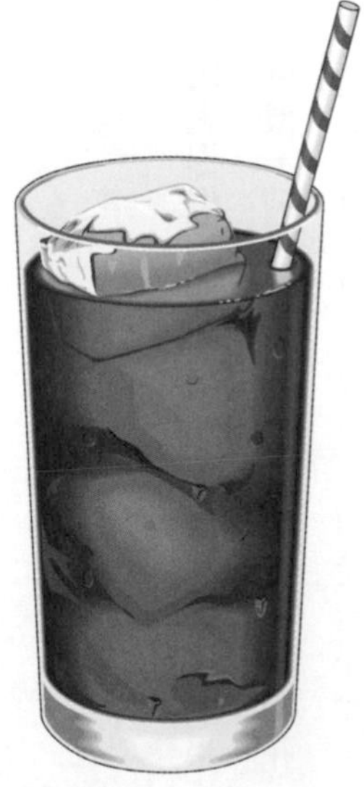

老少咸宜——果汁

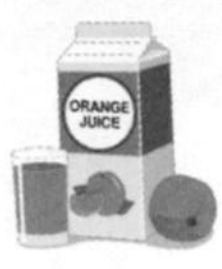

新鮮的果汁是筆者過去從未提倡的，個人提倡的是吃整顆水果而非只喝果汁。一個人鮮少能一下子吃進二十顆柳橙，因爲柳橙含豐富纖維，需要花費許多時間咀嚼，造成牙齦的酸痛，不過咀嚼對牙齒而言卻是一保健作用，因爲可以利用柳橙的纖維洗刷牙縫間的穢物及細菌；另一方面，吃進大量的纖維可促進健康，且不受任何金屬物質的破壞。而喝果汁則不同了，二十顆柳橙一口就喝下去，這也就是爲何我對減肥者、糖尿病患者以及任何人都苦口婆心地勸他們不要喝果汁的原因了。不過當身體狀況許可時，我建議人們喝新鮮的果汁（非罐裝果汁），尤其是在高級飯店裡，有完善、衛生的廚房能夠幫你調製新鮮、好喝的果汁。

有幾種果汁我倒是希望與各位朋友一起分享，在此以季節順序作爲介紹果汁的程序。

春

春天裡，蘋果出產了，蘋果除了含豐富的維生素C之外，亦含維生素A、鈣質、鐵質。我們取中等大小的蘋果切成半顆、中等羊羹一個，將之放入果汁機裡打散便成了羊羹蘋果汁。羊羹含許多紅豆以及糖分，這些都是人體所需的東西，我們藉由果汁機的打散使得羊羹的糖分溶於蘋果中，便不需額外加糖了。

高麗菜巴西里汁是國人較少喝的果汁，在日本，巴西里是相當耳熟能詳的蔬菜名稱，而台灣卻只有百分之一的人口認識它，由此可知，我們眞是五穀不分。巴西里即荷蘭芹，與芹菜有親戚關係的一種香菜，故名又爲西洋香菜，是維生素A含量高、葉綠素豐富的食物；而高麗菜則有預防十二指腸潰瘍、胃潰瘍的效果，這兩種又皆含豐富維生素C及維生素K，因此這樣的果汁是最健康的果汁。我們亦可於果汁中加少許蘋果、檸檬、柳橙、鳳梨或其他香味較強的水果（如香瓜等），使其風味更佳。製作的方法爲：高麗菜中葉二枚、巴西里葉二枝，放入果汁機裡便可；而甜味的調味方面則可

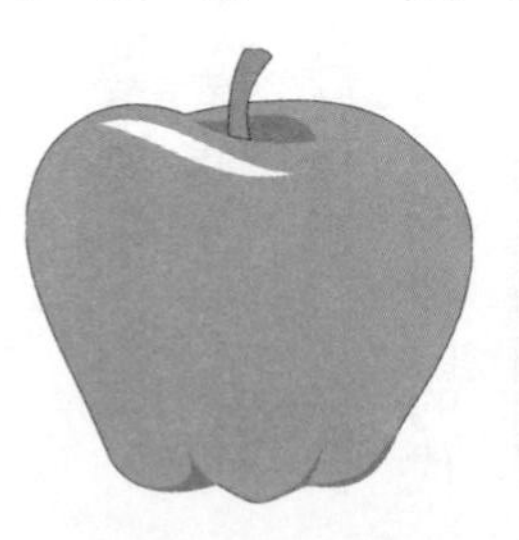

以酌量加入砂糖、黑糖、蜂蜜等。

草莓是許多人喜歡的水果之一，打成果汁其風味亦是絕佳。只要草莓八～九粒，再加上蜂蜜，淡粉紅色、酸甜好喝的草莓汁便完成了。爲使草莓香味更加突出，我們可以加上柑橘科的水果，如柳橙、香吉士、金桔、金柑等（視個人喜好而定）；我們還可於草莓汁中加入二分之一杯酸奶（優格），利用其豐富的乳酸菌調解腸內的代謝，不過在台灣不易買到眞正的酸奶以及生酸奶，大多添加了過多的糖分、黏稠劑以及各式香料，這種酸奶不吃也罷。

沒吃過歐洲的蘆筍不知蘆筍竟是如此好吃，台灣的蘆筍由於運銷關係，所以人們吃到的常是已拔下三、五天的蘆筍。新鮮的蘆筍汁不加任何調味便非常甘甜，但如果甘甜度不夠時可以再加蘋果、檸檬等，使其味道更加明顯，當然亦可加入芹菜（尤其是西洋芹菜），如此便可喝到含有豐富維生素B_1、B_2及維生素E的果汁。蘆筍具促進血液循環的效果；而芹菜中富含與蘋果相互作用的鈣質，可預防高血壓及動脈硬化，因此蘆筍芹菜汁是營養保健的果汁。

豌豆汁的做法很簡單，只要豌豆三分之一杯（豌豆經燙過，因

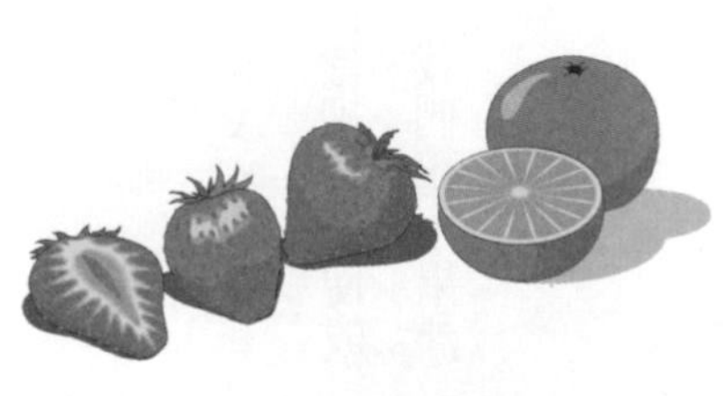

綠色豆子若不燙過，腥味非常重）、牛奶三分之二杯即可。高雄的木瓜牛奶是遊子的回憶，而豌豆牛奶汁大家則可拭目以待，它呈另一種顏色、含另一種營養，且維生素B、鋅含量豐富，能夠預防疲勞、調整新陳代謝，尤其加入了鳳梨後，更能恢復流汗的疲勞。

夏

夏天的西瓜汁是台灣及世界溫、熱帶地區最重要的天然消暑飲料。它含豐富維生素C、礦物質、鉀離子，能夠使人們於夏天中快速恢復疲勞、消除夏天的炙熱，以及補充流汗所損失的鉀離子。有時我們喝西瓜汁的味道只有甜甜的而已，這時可以加入檸檬使之滋味更佳。

洋香瓜在台灣常被稱爲哈蜜瓜，事實上哈蜜瓜呈長形、表皮光滑，而洋香瓜則是表皮具紋路。溫室栽培、表皮呈綠色的洋香瓜在日本有時一粒可賣到台幣上萬元，便宜的也需上千元，口感極佳，幾乎入口即化，甜味、香味都非常足夠。不過在台灣卻不易吃到這

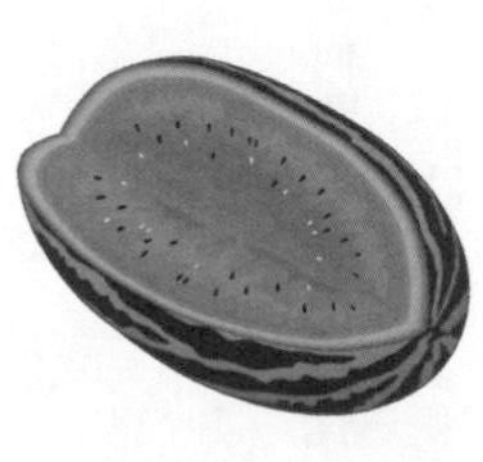

樣好吃的香瓜，因爲人們現在都種植些容易收成、口感較脆的香瓜。我們若將香瓜拿來榨汁還有些效果，若再加些燙熟的毛豆便可成了好喝的香瓜毛豆汁，在夏天時，是有機酸、維生素、礦物質最好的組合。

紫蘇含有多量的鐵質，可預防夏天時生理不順的日燥，因此如何將紫蘇變得好吃，是我的想法。由於紫蘇帶有腥味，所以香味濃郁的鳳梨可將紫蘇的腥味蓋過。紫蘇鳳梨汁的材料是：青紫蘇二十枚、鳳梨四分之一顆，假若想另加些佐料，可放入芹菜葉二枚、蘋果四分之一粒，使得果汁更加香醇可口。

番茄含有許多水溶性纖維、果膠，對於便秘的預防有很好的效果，它所含的琥珀酸亦能防止夏天的疲勞，只要兩顆番茄、四分之一顆檸檬便可做出好喝的番茄汁了。

而初夏的桃子是許多朋友最喜歡吃的。台灣所產的桃子雖不像日本水蜜桃、美國黃桃那樣的柔軟，不過它可以打成果菜汁，可以將一顆桃子加入二分之一杯酸奶、二分之一杯萊姆汁（可以四分之一顆檸檬代替），再加上蜂蜜，那眞是好喝極了。桃子含有許多食物纖維，可預防便秘，而酸奶中的乳酸菌亦有預防便秘、調整腸胃

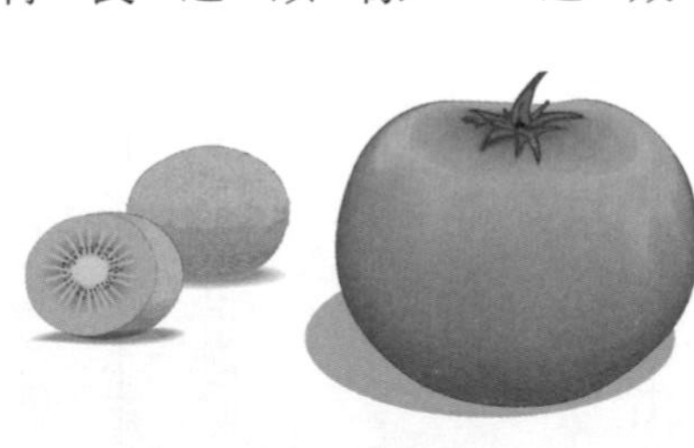

效果。桃子與萊姆都含有豐富的琥珀酸與蘋果酸，對於恢復疲勞有良好的效果。

明日葉奇異果汁亦是台灣人們不常喝的果汁。我們可將奇異果一顆與一〇〇～一五〇公克的明日葉打成果汁。其果汁營養成分非常高，因明日葉含豐富的葉綠素及維生素A、C、K，可提高夏天時的抵抗力，對於屋外日照之下的運動有良好的預防效果。不過由於奇異果的味道清淡、酸了點，所以我們可以加入蘋果，因爲蘋果含有芳香，一般而言，可將一粒大的奇異果配上二分之一顆中型或小型的蘋果。

吃過豆乳的人很多，可是吃過豆乳加甘薯的人就少了。將八〇公克的甘薯加入三分之二杯豆乳、小葡萄柚半顆，以及二茶匙蜂蜜，倒入果汁機裡攪拌，便可製作出豆乳雪克冰，它與春天所喝的豌豆汁同屬於雪克冰的一種，它的懸浮物比果汁還多。

秋

西班牙風味的果汁看起來眞的像湯，由於西班牙夏天炎熱，爲防止中暑，所以他們常喝冷湯，可視爲東方人的果菜

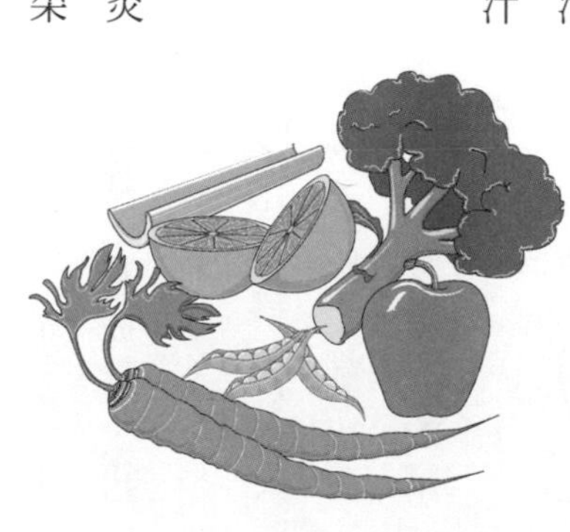

汁。其做法是：小番茄一個（去皮、去種，只要果肉）、甜椒二分之一個（去蒂、去種）、洋蔥數片（去皮）、小黃瓜三分之一條（去皮）、檸檬四分之一個（壓成汁），再加入少許冰塊、鹽巴，倒入攪拌器即可，味道是鹹的。

第二道秋天的果汁是山芋果汁。山芋是台灣近年來漸漸風行的古代食物，日本人比我們吃的多。將山芋六〇公克、綠紫蘇二枚、梅干一個、蘿蔔六〇公克、海帶汁三分之一杯以及少許的醋，便可做出山芋果汁。由於白蘿蔔含有相當多的酵素，能夠幫助動物性食物的消化。山芋亦有調整消化功能的作用，且能強壯體力。

另一道秋天果汁爲柿子果菜汁（日本的大柿子），材料是：橘子一個、萵苣沙拉菜七～八枚，所含維生素C、E及鈣質非常豐富，對於宿醉有良好效果，故應酬之後及應酬後的早上可以喝這道果汁解酒；此外，它還能預防血管的老化。

而蘿蔔青紫蘇果菜汁對於胃腸弱者以及過敏體質者能有所改善。其材料是：蘿蔔一〇〇公克、青紫蘇十五枚、萵苣葉一枚、小蘋果一顆。

無花果酸奶亦是秋天適合的果汁。材料是：大無花果一個、不經調味的酸奶二分之一杯、蜂蜜二分之一小匙以及檸檬四分之一個（壓成汁），這樣酵素豐富的果汁能夠治療頑固性的便秘，對胃腸功能差者是一保健飲料。

青梗菜汁含有豐富鈣質及胡蘿蔔素（維生素A的前身），所以能夠改善過敏體質，預防高血壓、心臟病。材料是：青梗菜二〇〇公克、中蘋果一個及檸檬六分之一個。

冬

水芥子（Water cress）爲油菜科植物，生長在歐洲水邊，目前台灣尚無進口此蔬菜。對肉食主義者而言有很好的預防血壓、血管老化等效果，尤其它含豐富維生素C、胡蘿蔔素、鈣質及鉀離子，所以榨成果汁是相當健康的。材料是：水芥子一束、萵苣葉一枚、柳橙汁二分之一杯、蘋果半顆。

冬天喝果菜汁別具一番風味。冬天的南瓜對於皮膚以及毛細管是非常好的強化作用，因爲它含許多維生素C、P及胡蘿蔔素。若加上日本柚子則可增加全身的抵抗力，尤其是溫溫喝時更是寒冬中暖身的美味。材料是：日本柚子皮六分之一顆、柚子二分之一顆（壓成汁）、南瓜六〇公克、豆乳三分之二杯、蜂蜜一～二茶匙。

蕪菁果汁對於血管的老化以及動脈硬化、糖尿病、高血壓、心臟病、成人疾病的預防有良好效果，材料是：中蕪菁二分之一個、金柑四個、蘋果一顆。

目前在台灣市場已可見到小松菜，它看起來有點像小型的A菜但又不全然相像，味道較清淡，只要小松菜一五〇公克、荷蘭芹兩枝、中蘋果一顆、醋橘二分之一個（可以檸檬或金桔取代）便可製成好喝的小松菜果菜汁。含豐富維生素C，在冬天能多吃維生素C是很好的疾病預防及享受，此外亦含胡蘿蔔素、維生素B_2、鐵、鈣、鋅，對於冬天虛弱體質者有良好的保健功效，且能預防皮膚老化及感冒。

中國人非常喜歡吃白菜，是使用白菜最多、最早的民族。生薑白菜汁的材料有：白菜二枚、拇指大小的生薑二個、蘋果一個。能夠促進血液循環，對於冬天手腳冰冷有很好的保暖效果。而白菜與巴西里葉所含的維生素C具有相乘的效果，可預防便秘。

青花菜是地中海最好的蔬菜，含有豐富的維生素A、B_1、B_2、E，將一〇〇公克的青花菜加入三分之二杯牛奶及少許鹽巴，便能製作出預防感冒、冬天皮膚過敏的果菜汁。

許多人不喜歡胡蘿蔔，但假若於胡蘿蔔汁中加入蘋

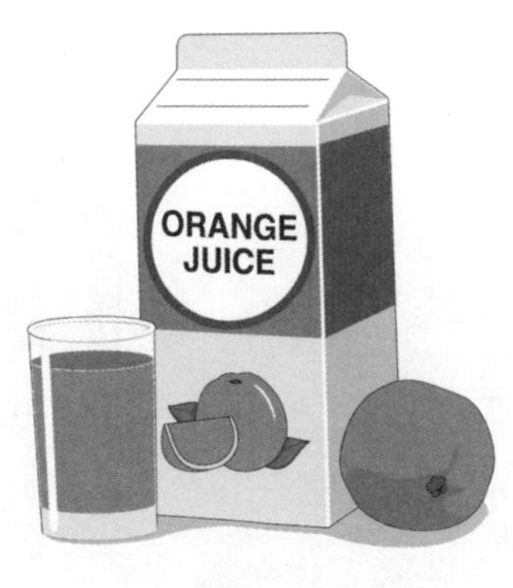

果，那眞是好喝極了。材料是：蘋果一顆、胡蘿蔔一個、檸檬六分之一個，對於增進全身抵抗力有很好的效果，尤其對於喉嚨容易疼痛者更是有療效。

冬天的茼蒿菜與紫蘇配配看如何？味道是不錯的。我們還可加入蘋果、柳橙汁調味。茼蒿與青紫蘇二十枚便能配出好喝，且鐵質、銅、葉酸、維生素C豐富，能夠改善冬天貧血的果汁，眞是預防兼治療。

清涼退火——青草茶

青草茶是筆者小時家住高雄市區時常見的飲料，在南台灣人心中，它與冬瓜茶、楊桃汁並列為飲料三大天王。在當時，青草茶給人的印象是清涼的，可惜它並未隨著時間的改變而蛻變成現代化的健康飲料，反而現在給人的感覺是衛生條件不好、有時喝了會拉肚子、不知成分內容為何。青草茶的地位從飲料中的天王淪落至此田地，這值得我們反省及努力。

往者已矣、來者可追，我們可以珍惜現在，將過去中國、日本的傳統，以及西方的青草與新的飲食觀念三者融合為一，重振青草茶昔日的盛名。

其實青草茶的種類繁多，許多青草皆可製成健康、具有療效作用的青草茶，在此介紹具有療效的多種青草茶，一來希望國人多喝自然、健康的青草，少喝市面上含糖量高的飲料；一來亦想增進大家對於青草茶的認識，因為大多數人都認為青草茶只是攤販上那種綠綠、黑黑的飲料而已，殊不知青草茶的種類是多樣的。

預防貧血

紫蘇棚葉汁是預防貧血的一種青草茶。棚葉英文名爲Mugworg，學名爲Artemisia princepes，屬橘科多枚生草本植物，共有三個種類。當它幼草時，葉上有白色似棉花的毛絮或白粉，成草時高度爲一米，是製作艾草餅的重要原料，故其名又爲「艾」。紫蘇葉二十枚、艾草一五〇公克、中羊羹一條、蘋果二分之一顆、檸檬六分之一顆做成的青草茶可以預防貧血，因爲它除了含有豐富的鐵質之外，還有多量的維生素C及銅。銅與鐵一起工作造血，而維生素C則可增進鐵質的吸收，且可改善體質，因爲它亦含礦物質，是冬、夏健康的青草茶飲料。

柿葉巴西里青草茶亦可預防貧血，因爲柿子葉含豐富的維生素C，可促進鐵質吸收。材料爲：柿子葉二十枚、巴西里三枝、中蘋果一顆、檸檬六分之一顆以及少許大豆粉（經乾燥後用來製餅的大豆粉）。使用大豆粉的原因除了可增加香味外，亦使得青草茶添加蛋白質營養、鐵、銅、維生素B_1、B_2，使之與造血作用豐富且銅、鐵、維生素C含量多的巴西里合作愉快。

筆者在初中一年級時，台灣突然流行起康服力，它是外表有毛絮的青草，只要生薑一塊、康服力青草二十枚、中型洋香瓜二分之一顆、鳳梨八分之一片，所做成的青草茶含有鐵、銅、維生素B_{12}、葉酸、礦物質。生薑的作用可刺激康服力養分的吸收，以及促進新陳代謝。

預防手腳冰冷

烹調常用的生薑可以製成青草茶，除了可製成上述的青草茶之外，它還可與艾草製成生薑艾草茶。材料有：拇指大的生薑一塊、艾草一五〇公克、中蘋果一顆、日本柚子四分之一顆。這青草茶的營養成分多種，有維生素B_1、B_2、鈣、鐵、鉀、鋅、銅，再加上生薑的刺激作用，故能增加維生素C、P，對於冬天手腳冰冷、貧血者而言，是一促進血液循環以及造血的大補帖。

除了生薑之外，蒜頭更可以製成青草茶。將小蒜頭一粒、檸檬二分之一顆（壓成汁）、蘋果二分之一顆、蜂蜜二匙以及冰塊，倒入果汁機裡攪碎，便成了蒜頭檸檬蘋果茶，可以促進血液循環。蘋果的芳香可去除蒜頭造成的口臭。

薄荷茶在飲茶小館隨處可見，其實我們在家中亦可自己動手做出好喝、健康的薄荷茶，只要薄荷葉六～七枚、蛋黃一個、酪梨二〇公克、豆漿四分之三杯、檸檬六分之一顆（壓成汁）、蜂蜜二匙即可。由於薄荷能促進血液循環，而蛋黃與酪梨含有豐富維生素E，所以對於血液循環有相乘的效果，且能促進新陳代謝；而豆漿、蛋黃又含蛋白質，對於蛋白質不足者是一良好補充來源。

芥末做成的青草汁是大家意想不到的。芥末胡蘿蔔汁中所用的芥末是山葵的莖（少量），其他材料有：胡蘿蔔一條、蘋果二分之一顆，能促進末梢神經運行、增進血液循環、預防手腳冰冷，且能增加抵抗力。

預防疲勞

預防疲勞的青草茶可以蒜頭胡蘿蔔汁代替，材料有：蒜頭一粒、胡蘿蔔一條、蘋果一顆、萊姆四分之一個。蒜頭含有維生素B_1及B_1的延伸物，能夠快速恢復疲勞；而胡蘿蔔中含豐富胡蘿蔔素，使得蒜頭胡蘿蔔汁更有恢復疲勞的相乘效果，對眼睛疲勞、感冒所引起的全身疲勞、五十肩、過敏、抗癌，都有非常好的保養效果。

由薄荷葉八～十枚、美國芹菜一〇〇公克、日本根三葉菜五〇公克、萵苣一枚、柳橙五顆、葡萄柚四分之一粒等材料做成的果菜汁，具有香草的芳香與刺激成分，能使新陳代謝旺盛，且因其具有多種不同來源的胡蘿蔔素，對於血液進化有良好的功能。而柳橙與葡萄柚含有多量維生素C及琥珀酸，故能恢復身體疲勞、提高廢物的代謝。

預防胃痛

大家可能都喝過木瓜牛奶，可是木瓜酸奶又如何呢？尤其是加上一點點高麗菜，對於胃潰瘍、乳酸菌、腸胃道的養分以及排便皆有非常重要的影響，所以與其喝過甜的木瓜牛奶，不如改喝加有高麗菜與酸奶的木瓜牛奶。

海產漬物

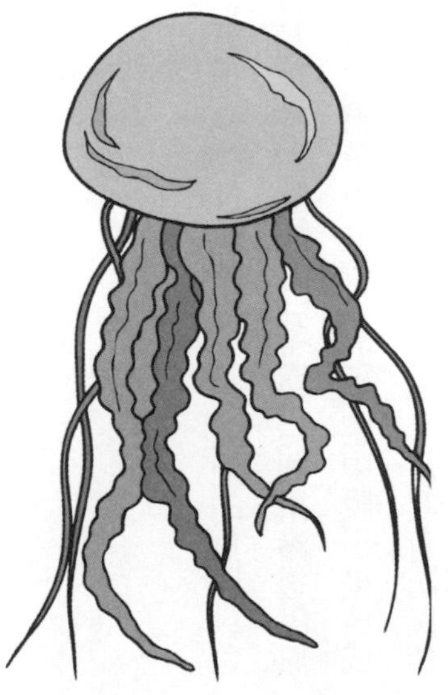

古老的調味料——海產漬物

日本的漬物除了植物性醬菜之外，還包括其他動物性醃漬品，如鹽醃的魚卵、魚蝦貝類等，故其種類比中國的醬菜、鹽漬魚貝類還多。鹽醃方式主要是利用滲透壓原理，在食物外面撒上高濃度的鹽巴使得水分能夠自鹽分濃度較低的細胞中脫出來，或低滲透壓往高滲透壓地方流。也就由於食物經脫水後細菌便無法繁殖，故其有防腐作用，所以鹽漬食物的保存性高，在無冰箱、罐頭、細菌學的時代，是一常見的保存方法，普遍見於世界各地。

鹽醃品製作的過程中會產生蛋白質醱酵、食物逐漸熟成、胺基酸分解，故甘味增加，因而逐漸受到重視。雖然醃漬方法爲古法，但由於現代食品科學發達，我們可以利用各種殺菌方法，即使漬物在低濃度的鹽分下亦能長久保存，也就因此，過去被認爲是鹽分高負擔的漬物，如今可以得到新的解釋。

日本京都爲海產鹽醃製品的重要地區，因爲其四面環山，爲一內陸地帶，是日本距海岸較遠的地帶之一，也就因地形的限制，自古以來，京都地區人民無法吃到新鮮的生魚片，因此造就了京都醋醃食物的盛行，像京都有名的醋醃鯖花魚壽司（mesisaba）便是日本一大名菜；而鯡魚蕎麥麵（nisinsoba），蕎麥麵附上鹽醃糖漬的鯡魚，亦是日本人喜歡的麵食之一。

除了日本人常吃魚漬品之外，台灣澎湖也有將魚貝製成漬物，如珠螺漬、丁香漬、象魚漬、蚵漬、蝦漬；而歐洲人亦有將其所喜歡的鯷魚（與鯡魚同屬鯡科）製成漬物，其中最有名的爲北非摩洛哥所產的鯷魚（anchovy）。有一次我請父親在台北吃法國料理，當中有一道鯷魚，他吃了非常開胃，因爲他覺得實在太好吃了，與他小時所吃的鯡科魚類的魚漬非常類似，味道香醇、甘美。

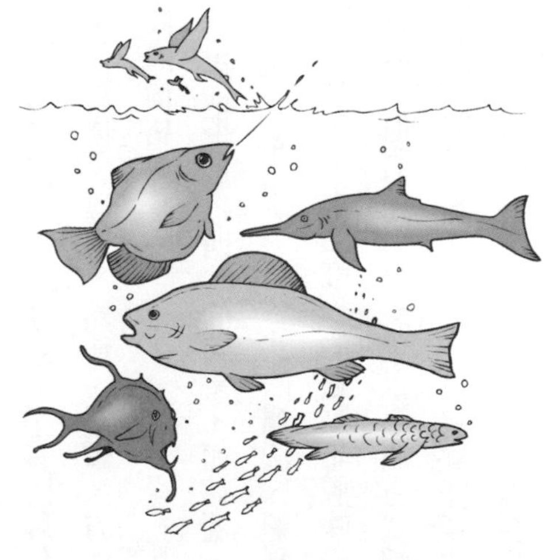

由於歐洲內陸不易吃到新鮮的海產，故吃到的魚多爲燻製品。燻製除了有防腐作用之外，還能賦予食物另一種風味。燻製的過程包括冷燻、溫燻、熱燻、電燻，方法之多無法一言以載之，且不同的燻製方法有其不同的價格。

歐洲北海地區（英國以東、歐洲大陸以北、斯堪地半島以西）的國家，如荷蘭、德國北部、丹麥、挪威、瑞典，他們所生吃的鯡魚（herring）有各式的燻法、鹽醃法，經醱酵作用使魚肉中的胺基酸流露出來，味道甘美，不過唯一的缺點是腥味較重，使我「聞」之卻步。英國也有吃燻鯡魚的習慣，他們早上將鯡魚以溫燻方式燻製，當作早餐食物。至於德國，個人在德國所吃到的煙燻魚種類不多，只有歐陸產的淡水白魚、海鰻及鯖魚等少數，因爲德國人鮮少吃魚，但因近年來，德國的日本觀光客增多，五星級飯店常會提供非常好吃的當地煙燻魚，使得德國的煙燻魚多了起來。

在台灣，我們一說到燻製魚便會想到鮭魚，其實燻製鮭魚與天然鮭魚的味道完全不同，燻製鮭魚爲歐洲名菜，幾乎所有的歐洲菜都會以它爲最重要的前菜之一，可謂燻製魚類的帝王。燻鮭魚中以帝王鮭（king salmon）爲最高級，因爲其重達十公斤，肉塊完整、顏色鮮紅、一塊魚排的重量便可達四公斤以上，是非常高級的上品。另一種鮭魚——白鮭，其顏色略帶黃色，亦是高級的鮭魚，廣受歐洲人喜愛；而紅鮭由於顏色鮮紅，在嗜紅色的日本民族眼中珍貴無比。

我曾見過一種奇特的鮭魚燻法，即將鮭魚的頭、肚子去掉，放置於一五～二〇℃加以冷燻，使其肉質逐漸脫水僵硬，此種方法稱爲棒燻。

而煙燻鱒魚（smoke trout）則是以虹鱒（rainbow-trout）製成，台灣、日本各地皆有養殖，其身長六十公分，經燻製後變爲四十公分，顏色不似紅鮭那樣鮮紅，但比白鮭偏黃。虹鱒除了可切成魚排燻製外，亦可將整條魚加以燻製。最近吃到非常好吃的煙燻魚居然是在義大利餐廳中的鮪魚與旗魚，味道很甘、香醇、不鹹，不過低價位的河魚、鯖魚、鯊魚也相當可口。

海產鹽醃漬品的種類、數目繁多，除了我們常見的魚漬外，甚至還有以螃蟹、蝦子、貝類或軟體動物（如章魚、烏賊）鹽醃而成的漬物，筆者小時候在澎湖就曾吃過大頭螺的鹽漬物。澎湖人將大頭螺和其等重的鹽巴一起放入瓶罐中醃漬，再放置太陽底下曝曬、熟成，醃漬過程中所產生的胺基酸眞是令人忍不住流下口水。大頭螺的漬物不單可以生食，亦可與其他佐

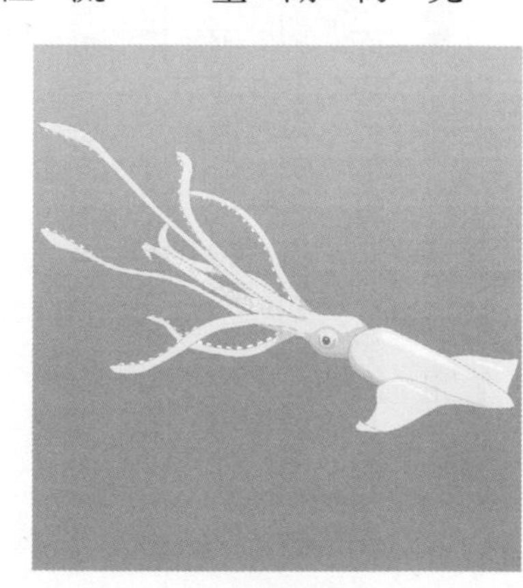

料相配，還可以成爲烹調蠔油牛肉、法國料理的重要調味醬。

我在京都還曾吃過醃漬的小螢火烏賊，雖然味道有點新奇，但大體而言其香醇、甘美的味道是令人難以忘懷的。日本人將烏賊漬分爲白酢（白色酢物）、黑酢（黑色酢物）、赤酢（紅色酢物）。白酢爲日本新瀉縣的名產，因其靠近烏賊的主要產地——日本海沿岸，他們把烏賊內臟取出後，將白色烏賊肉切成數塊，再加上米麴使之醱酵；黑酢是將烏賊肉染上烏賊墨袋，此爲富山縣特產；而赤酢則是將魷魚的身體與腳細接後再加入其肝臟、鹽，使之逐漸熟成、變紅，無論其身體與腳是否分開，皆爲下酒及料理的名菜。

在日本，魚卵更是可以製成鹽漬物，其中鯡魚魚卵製成的「數子」便是日本北海道及北日本非常有名的食物，口感十足，令老饕流下口水，尤其是它那金黃色的外表，更是討人喜歡。它可以製成壽司，亦可當作漬物生吃。而韓國的「明太子」則是在鯡魚魚卵醋漬過程中加入辣椒醬，所以味道較辣，戰後成爲博多名菜（福岡舊市區名）。個人認爲「明太子」比「數子」好吃，並非因爲「明太子」較辣，乃因它的質感柔軟，而「數子」則是脆脆的。

最受老饕青睞的魚卵漬物可能是鮭魚子（ikura），它可以當小菜生食，亦可製成壽司，在米飯外包上一層海苔，再鋪上一匙紅色發亮的鮭魚子，這樣的壽司可令老饕甘願花上二百五十元一飽口福。而俄羅斯人吃鮭魚卵的方法則與日本人不同，他們是將整個鮭魚卵巢鹽醃，做法類似烏魚子。而與鮭魚子非常相像的鱒魚子（masuko）亦是醃漬食品，一粒粒的非常好看，亦非常好吃。在日本，還有將螃蟹卵醃漬成味噌般的膏狀，是一道非常珍貴的菜；此外還有白子（sirako uruka），即將嘉臘魚或其他白魚的魚卵以鹽浸漬，爲下酒名菜。

在台灣蘭嶼與日本還有飛魚文化，人們將飛魚魚卵整個取出，再拿掉其卵膜的纖維，如此黃色柔軟的魚卵便可打開。根據日本文獻記載，從日本南部、台灣至菲律賓皆有這樣的吃法，可見當時日本、台灣及菲律賓的原住民都有共同的飛魚文化吧！

魚卵醃漬物中的魚子醬是世界三大美味之一，有些吃過魚子醬的人覺得其味道不怎樣，這可能與他所吃的魚子醬等級有關吧！魚子醬分許

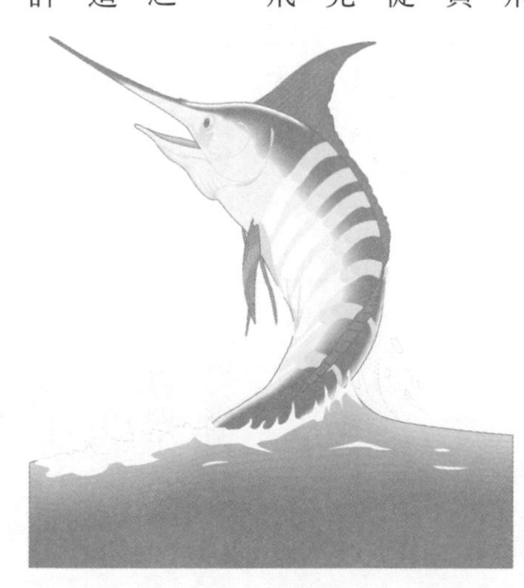

多等級，由許多不同魚種製成，好的魚子醬晶瑩亮麗、大小一致，且含鹽量低。

上述這些魚卵皆好吃但價格不菲，因爲其取得不易，爲季節名菜。

海產鹽漬物除了一般家庭可自行醃漬外，市面上更隨處可見其罐頭製品，無論是北日本各種長腳螃蟹所做成的絞肉罐頭，或是沙丁魚、鯡魚、鮭魚、鯖魚罐頭等，在台灣都可吃得到，對於想嘗試多樣漬物的人而言是一大福音。

肉類與海產類

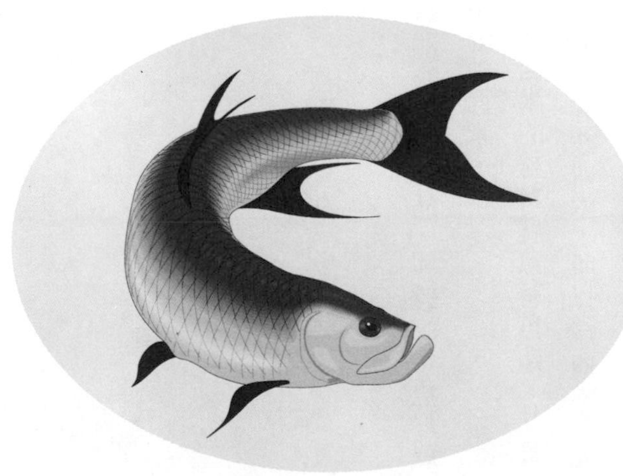

現代科技的新發展——海產類生食

與其他肉類的生食相比之下，沙西米算是國人接受度較高的生食料理。在歐美地區，沙西米已儼然成為一股潮流，漸漸流行起來。

沙西米是衛生時代的新食品，是經過特別處理照顧的冷凍食品，一般的生魚片或海鮮若沒有經特殊處理，是無法成為日本料理上盤中的沙西米。

我們一提到沙西米通常會有狹隘的定義，認為沙西米的材料就只有魚類，其實蝦、貝、花枝、海膽等海中無脊椎動物皆可製成鮮美無比的沙西米，所以沙西米不光只是魚片而已。說到魚，令我感到中文辭彙的奇特，中文的「魚」字常常包含許多生物學上非屬於魚類的海中動物，如鯨魚、鮑魚等，也就因此更顯得沙西米的多樣化。

吃沙西米的好處在我所撰寫的《沙西米的神奇》。這本書中亦曾提過，好處是非常多的，其中「可以預防癌症、動脈硬化、中風、心臟病」這點在交際應酬繁多、高熱量食物隨處充斥的今日更顯得格外的重要，因爲許多海洋冷水魚類含有豐富的EPA、DHA等不飽和脂肪酸，可以延緩血液凝固，減少血小板聚集，降低血脂及膽固醇，預防血管形成栓塞。像深藍色的秋刀魚、鯖血（花輝）、飛魚、沙丁魚（臭肉）、鰹魚、旗魚（柴魚）、鮪魚都含有高量的不飽和脂肪酸。

自古以來，日本人一直是吃沙西米的民族，所以罹患心肌梗塞的機率比其他工業化國家低，不過由於西方文化的入侵，日本年輕人的飲食習慣逐漸西化，吃的是西式漢堡、油炸食物（薯條、炸雞）、乳製品，動物性脂肪取代了魚脂肪，所以罹患心肌梗塞的年輕人直線上升，最近甚至有學童過胖而猝死的案例。

其實吃沙西米的好處並不是像仙丹一樣可以立即見效，而是經年累月的，但國人做事一向希望立竿見影，立刻達到功效，對於需要耗費長久時間的事物較無興趣；在飲食上亦是如此，與其日積月累的吃海產補充鈣質、DHA，還不如直接吃魚油丸來得快速、方便，所以魚油丸便成了商業促銷的賣點。問題是，直至目前尚無研究顯示，吃魚油丸可以治療心肌梗塞，所以朋友們，還是平時養成良好而健康的飲食習慣爲最重要，多吃點便宜的深海海產吧！

老祖宗的肉類生食

絕大多數的民眾對於肉類的生食接受程度不高，大多怕細菌污染與肉類的腥味，其實於日常生活中民眾已逐漸接受肉類的生食，只是大家鮮少注意罷了，牛排的生食即是一例。鮮少人吃牛排是吃全熟的，大多數是吃五分熟（Medium），美國人更是幾乎都吃生牛排。在歐美吃牛排時侍者會問你Steak要多熟?·Medium爲五分熟，而Rare則只有一點點熟。Rare的做法是將整條牛肉的表面稍微煎烤一會兒，熟度不到十分之一，不過這樣的吃法我們首先要確保牛肉的來源是安全無虞的，因爲在一九九八年英國狂牛症盛行。

其實牛肉不經烹調是最能保存肉質的通紅、鮮嫩、多汁，而不經烹調又能殺菌的方法便是利用巴斯德原理。巴斯德爲細菌學之父，十九世紀末、二十世紀初他推翻無生源論，認爲所有的生物皆有親代，主張細菌是由細菌母細胞一代代繁衍下來。除此之外，他也挽救了酒類的工業危機，因為當時酒類的製作常受雜質污染，使得酒味變酸、變質，但酒類又無法加熱消毒，所以巴斯德便發明低溫殺菌法，使得當時酒類的製作得以繼續下去。我們生食牛肉時亦可使用此法，首先準備一支長條溫度計（烹調用溫度計亦可），然後將熱水煮沸至七五～八○℃，再將煎烤過的牛肉放入塑膠帶（以防牛肉原味流失），以繩子綑好放入熱水中，由於這時水的比熱大，水溫不易下降（若怕水溫下降亦可以小火加熱，使水溫維持在七五～八○℃），所以牛肉放置其中約十五分鐘便可將絕大多數細菌消滅，而且保存牛肉原味。

可惜國人一直以為加熱才是唯一的殺菌方法，殊不知不斷的加熱只會使牛肉表面熟透變老，牛肉裡面還是不易熟的。真正使牛肉好吃且達到殺菌的方法便是上述所說的巴斯德殺菌法，將牛排稍微煎一下，然後用塑膠帶包好放入七○～八○℃的水溫中（溫度最好維持在八○℃，以使冷凍牛排完全熟透，達到殺菌作用，且肉質依舊鮮嫩），方法十分簡單。

歐洲地區人民與日本人是吃生牛肉的，而義大利人的吃法是將里肌肉表面的脂肪去除，以機器細切成○．一公分薄度，然後鋪在碟子上，上面再加上許多沙拉生菜，稱為Carpaccio。這是一道非常好吃的料理，因為這牛肉是上等、無肥肉、熟成的（即將牛肉放在某一溫度下讓其胺基酸分解，產生甘美的味道），這時再配上生菜沙拉，眞是生食肉類中最好吃的一道菜。

法國人吃生牛肉的方法則與義大利人不同，他們將生牛肉剁碎，加入洋蔥、黑胡椒、草藥等，即可食用，稱爲韃靼牛肉（Tartar's beef）。相傳韃靼牛肉於中國漢唐時代時，經由中國北方游牧民族傳入歐洲，當時游牧民族與中原打仗戰敗而逃至歐洲，由於游牧民族尚未進入熟食階段，皆是生食肉類，所以生食牛肉便這樣流傳至歐洲，成爲今日法國料理一大名菜。韃靼牛肉與Carpaccio一樣，對於牛肉的要求非常高，因此是一道非常味美的牛肉料理。

而日本人吃牛肉是非常講究的，直至現今日本的高級牛排或鐵板燒仍會附上一碗飯、一碗味噌湯、一碟醬菜，因爲他們的牛排非常精緻，配上米飯更顯得飲食的均衡。而國人的觀念則與日本不同，國人認爲牛排越貴分量應該越多，所以價格五百元以上的牛排是不需要附上白飯。我第一次吃到日本神戶牛排是九年前於神戶召開肥胖醫學會時，在一家飯店吃到的，神戶牛排是國人較熟悉的，因爲早在二、三十多年前神戶牛排便非常有名。那次我吃到的神戶牛排厚度類似烏魚子、重約一〇〇公克，僅燒烤三十秒，只有外面薄薄一層是熟的，裡面全都是生的，稱爲Tataki，中間再擺上蔬菜，旁邊還有一小碟高級醬油，那鮮牛肉沾著醬油的滋味，至今仍令我齒頰留香。回想留德時身分是學生，所吃到的食物都較便宜，那次吃神戶牛排的感受讓我深感前半輩子白活了。Tataki有一個好處，在於它烤過三十秒，所以可以消除牛肉表面的細菌，但依舊保留了牛肉的原味。

第二次吃神戶牛排是四年前到神戶召開世界糖尿病醫學會時，當時折合台幣約四百元。有一塊小牛肉、一盤生菜沙拉、一碗白飯，這也是很好的組合，所以我建議喜歡生食的朋友在吃牛排時不要配麵包而是配白飯。在日本吃牛肉配飯是吃西餐的方式，可是若在台灣吃牛排時你向侍者說：「請給我一碗白飯」，相信你一定會被臭罵一頓或遭白眼。沒吃過牛肉配白飯的人不知這組合比牛肉配麵包的味道更適切，因爲白飯可以去腥，尤其日本米非常好吃，中性的米飯配上味道強烈的牛肉，這一強一弱的組合非常適合。

日本除了神戶牛排有名之外，在今日極大多數的日本牛肉也都非常有名，我曾爲了出書到東京試吃過日本最貴的松阪牛肉。一客最便宜的松阪牛肉需日幣一萬五千元（折合台幣四千元），將它煎個五分熟已非常油了，所以我覺得太高級的牛肉反而太油、熱量太高了。

外國人生食牛肉已司空見慣，不過國人接受度卻不高，常見國人吃牛排時叫侍者將牛排再煎烤一遍，因爲發現牛肉裡面不熟，這在外國人眼中是很鄉巴佬的事，可見國人熟食的習慣還是根深柢固的。

生食牛肉與熟食牛肉最大的差別在於蛋白質沒有變硬、維生素不被破壞，以及某些存在牛肉中但我們不知道的有益細菌沒有被殺菌。不能否認的，熟食在自然界中是不太正常的，望眼看去，自然界中的動物有哪些是吃熟食的?除了人類以及人所飼養的狗之外，其他動物都是不吃熟食的。我想人類之所以開始熟食是因爲好吃，因爲食物經烹調後風味變香了，不過由於人體的大腸裡細菌叢生，一旦由生食轉爲熟食之後，大腸內的細菌便改變了，這樣是益處或壞處?我想兩者皆有，不過壞處較多，所以現在有許多人主張吃生菌、酵母菌、乳酸菌等的原因就在此了，而且大腸內若有一些有益的細菌便可製造許多維生素，如維生素B_{12}。古代人的疾病比現代文明人多的原因可能就是因爲他們生食的機會多，不過這不易實驗，因爲我們無法像實驗動物般的實驗人類，這違反人權。

或許有人會有這樣的疑惑：「生食牛肉除了要注意牛肉是否染有狂牛症之外，難道就沒有其他的問題了嗎?」不!還是有問題的，因爲生食最重要的便是衛生條件的注意，不單是廚師、食用者要有飲食衛生觀念，就連農夫、漁夫等獲得食物的源頭也需具有衛習慣。假若食品培育到烹調的過程中某個人的手不乾淨，污染了食物，一旦吃下便會產生腸胃道發炎。

另外一個生食問題是鮮少人提到的，那就是「有鉤條蟲」問題。有鉤條蟲屬於寄生蟲的一種，可長到數公尺，當我們吃進含有鉤條蟲的牛肉，有鉤條蟲便會轉移至人體內，不過健康者吃進含有鉤條蟲的牛肉是不會影響健康的，因為有鉤條蟲一旦到了人體內便死掉了，所以世界上生食牛肉的國家還是非常多，包括北極游牧民族至今還是生食牛肉或畜肉，而德國、北歐至今也有生食鹿肉。

生食肉類時也需注意攝取量，因為生食與熟食的熱量相差不多，並不因是生食故熱量較少，同樣還是需要計算熱量。

其實生食已不知不覺地進入到台灣社會，像水果、生菜沙拉、牛肉、調味醬（如醬油等）、沙拉醬、豆芽菜、小麥草、香料、蔥、薑、蒜、芹菜等都是生食的，所以國人生食已有很長一段時間，只是我們未曾注意過罷了。在此我也要澄清一點，那就是生食並不代表危險或是細菌滋生，當然生的食物細菌繁衍的機會較大，不過假如我們有良好的飲食衛生，這些顧慮都可以一掃而光。

我常說「脫歐入亞」，在飲食料理上亦是如此，其實我們不必隨著西潮的入侵而將我們傳統飲食一律丟棄，只要有西方細菌學的觀念，許多生食上的問題也就迎刃而解，所以巴斯德低溫殺菌法不單使用於酒、牛肉等，亦可用於其他食物的製作上，如醬菜、牛奶。現在春天的到來，蒼蠅蚊蟲也跟著增多起來，我們亦可利用巴斯德殺菌法將蒼蠅沾過的食物完全殺菌。若我們的飲食態度還停留在「俗又大碗」，而不注重食物的衛生、精緻，將來很難立足於國際，所以我們必須不斷求精求進，提高附加價值，提升我們的競爭能力，截取西方文化的優點，將其注入本土文化中，讓我們的飲食文化更加進步。

糖類

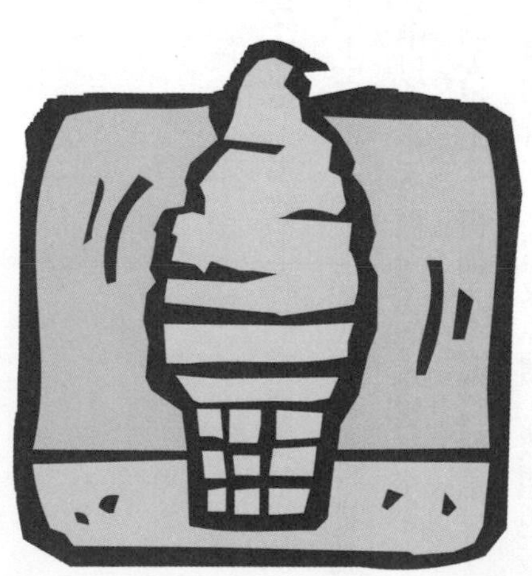

糕餅類必備品——砂糖類

談到生食大家可能會疏忽了砂糖、水飴及蜂蜜，事實上它們常直接被人們生食。在日本，砂糖的分類可多了，分爲上白糖、各種顆粒的砂糖、葡萄糖、粗糖、黑砂糖以及黑砂糖粉等等，其中以白色砂糖所含的雜質較少。

筆者小時候常吃黑砂糖，只要將黑砂糖和水，倒入鍋中，再加入小蘇打粉煎煮，便成小朋友喜歡吃的糖餅。由於黑砂糖含有較多的礦物質、蜜糖及焦糖，故顏色較深，所含的蔗糖才達八〇%。而楓糖則是利用maple，楓樹樹皮所流下的樹液而製成的，通常以糖漿的型態販售，爲北美洲特產。甜菜糖爲粉末狀，顏色呈象牙白至褐色，爲德國在戰爭時，研發出來的製糖經濟作物。

日本有一種「雙目糖」，其結晶顆粒非常大，質地堅硬，所含蔗糖高達九九・九%，一般將之分爲上雙糖、中雙糖及晶粒白砂糖（granulated sugar）。上雙糖的顆粒結晶在一～二毫米之間，爲有光澤的砂糖，純度高，多用在高級甜點以及製作糖果上；中雙糖的結晶比上雙糖粗，呈黃褐色；而晶粒白砂糖的顆粒結晶在〇・二五～〇・三五毫米之間，成分與上雙糖無多大差異，多用於沖泡紅茶、咖啡。日本香川縣、德島縣還有一種獨特的砂糖名爲「和三盆糖」，蔗糖含量高達九七・四％，用來製作日本高級傳統和菓子，是高級的食用糖。

冰糖（rock sugar）是結晶不整塊，形狀似冰塊，屬結晶狀糖果，保存性久，用於製作梅酒等果實酒；在台灣，有些老人家將之視爲止咳良藥。在一些國家還有所謂的咖啡糖，顧名思義爲沖泡咖啡之用，人們在咖啡糖中添加了焦糖溶液（caramel），所以它的外型爲黃褐色結晶狀，類似冰糖。粉糖的質地呈粉狀，爲防止凝固，人們在其中加入三％的凝固防止劑；而顆粒糖（frost sugar）爲微粉糖，屬多孔質的顆粒狀砂糖，於室溫下久放也不會像粉糖那樣產生固結狀，與粉糖一樣用於口香糖、巧克力、冰淇淋的製作上。

砂糖含有下列許多特性：

1. **甜度**：以人的味覺評斷甜度是不太準的，尤其是雜質多的糖，因其受到有無機鹽與有機物等不純物的影響，故使得味道複雜化，令人覺得甜度增高，黑砂糖便是一例。我們可以利用此原理，於煮紅豆時加些食鹽，使其甜味上升。

2. **轉化性**：砂糖爲葡萄糖與果糖結合而成的雙糖，經加水使酵素分解後，便轉化成爲果糖與葡萄糖，因此其溶解性、甜度、著色性、吸濕性，都產生了變化。

3. **溶解性**：砂糖易溶於水，常溫下一份的水可溶解兩份的砂糖，溫度的高低對砂糖的溶解度並無多大影響，因此食品加工便利用此點製作出許多食物。

4. **防腐、保存效果**：濃厚的砂糖溶液可防止微生物繁殖，故其防腐性大增，於是人們便於甜點、水果上加入砂糖溶液，來製作不易腐壞的「和菓子」或蜜餞。

5. **防止維生素與脂肪酸的氧化**：砂糖爲安定物質，化學實驗與食品加工皆利用此點以抑制食物的變味。

6. **抑制澱粉的老化**：無論麵包或粿類放置久了皆會變硬、老化，若我們加入砂糖便可防止其變硬，使口感更佳，和菓子便是利用此點，甜粿亦然。

7. **造型性**：製品業上常利用砂糖的造型性與麵粉混合，如此更容易獲得造型的效果。

8. **著色效果**：葡萄糖等還原糖會與蛋白質、胺基酸加以反應，所以當砂糖加熱後便會轉化爲葡萄糖與果糖，這時有著色的效果。

9. 果膠果凍化：此爲做果醬時的重要方法。我們將果肉或果汁加入砂糖，使得果肉中的果膠漸漸柔軟，而成果凍的形狀。

10. 有助於酵母菌的醱酵：如做麵包、酵母乳時加入少量砂糖。

11. 其他：有助於蛋白及奶油霜的起泡及香味保存，亦有防止布丁鬆垮的作用。

由上述這些功能可知，砂糖於食品工業中占很重要的地位。

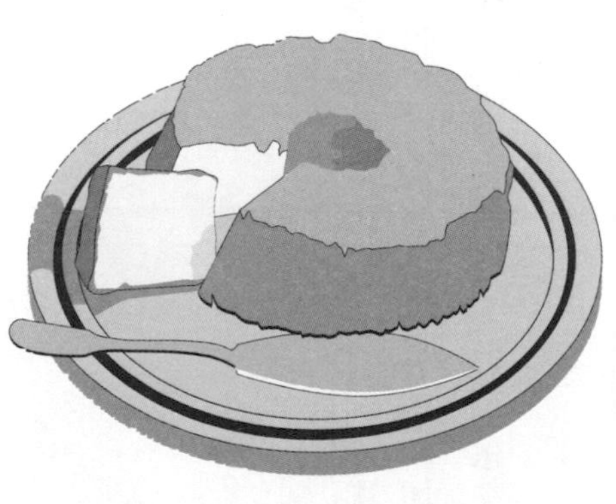

頭腦細胞的燃料——澱粉糖

小學、中學的教科書上對於糖的原料都只談到蔗糖及甜菜而已，事實上，澱粉亦是糖類的重要來源，因爲澱粉所含的糖分實在太多了，假若以食品科學的方法將加了酵素的澱粉加以分解，我們便可從中得到許多便宜的糖，而這也促進了近幾十年來澱粉糖的發展。

澱粉糖包括了粉飴、水飴、結晶葡萄糖（含水、不含水）、精製葡萄糖以及異性化糖。粉飴與粉糖非常接近；而水飴我們從其名字不易知道它是什麼，但若是說麥芽糖，相信大家都非常清楚。水飴是日本的名產，因早在一千年前的日本平安時代，人們便將水飴商品化。吃到餅乾夾麥芽糖，是許多中年人小時候最幸福的事了。

至於異性化糖則是將澱粉分解後得到葡萄糖，然後再將葡萄糖轉化成果糖（說起果糖大家都以爲它是水果中唯一所含的糖分，事實上，果糖只是水果中所含糖分的其中一種而已），所以它是葡萄糖與果糖的混合物。若果糖成分增加，達某一程度，其利用價值便大增。日本農林廳（JAS）對葡萄糖與果糖的比例有一定規定，在此要注意，異性化糖並非糖液，無法耐高溫，日本性異化糖罐上的成分欄都會詳細註明糖分爲葡萄糖、果糖、液糖，或是果糖、葡萄糖、液糖，他們對糖類的區分非常仔細，不似台灣一律都寫果糖糖漿，由此可見，兩個國家食品管理和文化思想的不同。

人類最古老的糖——蜂蜜

蜂蜜，顧名思義爲蜜蜂所釀造而成，是自然界製造出來的糖。在歐洲，它是少數甜味的原料，如糖尿病在中古歐洲便以蜂蜜的字來寫，可見在中古歐洲，當時蜂蜜就是糖。它與糖的差別何在？事實上差別鮮少。主要成分爲葡萄糖與果糖，約占七五%，二者比例約一：一，與轉化糖液或異性化糖液非常類似，所以葡萄糖、果糖及糖漿事實上就是人工製造出來，類似蜂蜜的糖類。

蜂蜜除了含葡萄糖、果糖之外，亦含其他醣類、蔗糖、維生素、礦物質、有機酸、酵素等等。於低溫狀態時便會產生白色混濁狀結晶，這是因其含許多成分之故。蜂蜜是蜜蜂從花蜜中採集而成的，但由於花朵具有花香，且不同的花種有不同的香味，所以蜂蜜與水飴、葡萄糖、果糖及糖漿之最大的差別在於香味，以及蜂蜜每次都給人不同的感覺，非常具有人性化。

華人吃蜂蜜是用來當飲料生食，不加熱的，所以常有菌落污染而下痢；在歐洲是以蜂蜜作爲麵包的塗料；而日本則是以蜂蜜製果子，包括傳統的唐果子以及洋果子，有名的長崎蛋糕就是蜂蜜的一個使用成功的例子。

茶類

茶類的龍頭老大——中國茶

最近加強投資「小耳朵」，不只畫面變成立體感，連聲音也超越了家裡的雷射唱盤。從「小耳朵」我不只聽到美妙的音樂，亦看到更廣闊的世界，有如秀才不出門，能知天下事。有一集節目名稱爲「英國之旅」，居然連續幾個小時在談「茶」，從進口、製造、分級品嘗、混合，到餐廳都詳細介紹；反觀我們自己的茶葉工業，仍然停滯不前，頗有恨鐵不成鋼之嘆。

茶葉原產於中國東南丘陵區，現今已遍布世界各地，屬於椿科植物，一般高約一公尺，爲常綠灌木，十月開花，性喜濕多雨。一般而言，茶可分爲中國茶、日本茶以及英國紅茶這三大系列，或以製法分爲醱酵與不醱酵茶種。

說到喝茶首先便要談到中國，因爲中國是茶的發源地。《神農本草經》記載，茶爲漢藥的始祖，傳說是醫生又是農業家的神農氏（因其爲火的發明者，故又稱爲炎帝）

有一天在煮沸水時，突然有一片樹葉掉落沸水中，使水變得非常香，他飲了以後神情愉快，於是飲茶便這樣流傳開來，原來這樹便是茶葉樹。

中國眞正飲茶的歷史約兩千多年，起初茶使用於藥物方面；到了隋朝，茶已成爲皇帝賞賜官員的珍品；到了唐朝，茶更是貴族喜歡喝的飲料，直至二十一世紀的今日，中國茶的普及適產已有三%可輸出國外。

由於中國茶歷史淵遠流長且幅員廣大，所以中國茶樹與世界各地一～二米高的茶樹是不一樣的，有些樹高可達三、四十公尺以上。中國亦產大葉種茶樹，約三十公分大；也產小葉種，約二～三公分，所以是茶的故鄉，也是茶葉種類最豐富的國家。

目前中國茶種有醱酵、不醱酵、半醱酵這三種茶。綠茶屬於不醱酵茶，於茶葉摘下後熱炒，使酵素無法作用，也由於它屬不醱酵茶葉，所以青臭味保留了下來，含豐富的丹寧、咖啡因、葉綠素及維生素C。龍井爲綠茶的代表，屬浙江省杭州地方特產，又分獅峰龍井、梅屋龍井、西湖龍井這三種，其中以獅峰龍井爲最高級，是高級綠茶的最上品，因爲它有優美的形狀、鮮豔的綠色，香味清雅，味道極佳。

在中國，半醱酵茶的種類有白茶、清茶。白茶爲福建省特產，《茶經》及《大觀茶論》等古書中皆有記載，故爲歷史上有名的茶。白茶是以火加熱產生熱風，便得半醱酵的葉子乾燥，是世界上珍貴茶種之一。在品種方面，有白毫銀針與白牡丹兩種；在中國，人們將它用於去除熱氣、神經疲勞以及胃病治療上。

而清茶是世界上最有名的茶，響透半邊天的烏龍茶便是清茶中的一種，台灣、日本皆是烏龍茶產地。烏龍茶的醱酵相當有學問，如何烘培得恰到好處、使顏色較深，且醱酵不會過度，這就得視茶匠的功夫了。烏龍茶中最高級者爲鐵觀音，由於茶樹樣子非常像鐵觀音，因此稱爲鐵觀音茶。除了鐵觀音種之外還有水仙種、烏龍種，事實上還有其他一百多種以上的茶樹，所以種類是相當複雜的。在中國，人們將烏龍茶分爲第一級至第九級。

爲何吃中國菜時會想喝烏龍茶呢？這是因爲烏龍茶的香味剛好與福建料理的香味平衡，且由於烏龍茶的熱氣能夠溶解料理中的油脂，所以適合於食用中國料理（尤其是福建料理）時飲用。

在台灣，最暢銷的茶種便是烏龍茶，而中國大陸所產的烏龍茶品質則比台灣差，不過因其產量多，故價格低廉，因此日本的許多烏龍茶飲料都是與中國福建省合作，日本人爲了促銷烏龍茶，竟廣傳烏龍茶能減肥！姑且不論眞實性如何，不過就另一觀點看來，烏龍茶的確能促進血液循環，有助於酒精中毒的治療。

能與烏龍茶齊名的要算是茉莉花茶了，茉莉花茶簡稱花茶，爲東亞、歐洲有名的花茶。烘培的方法是，將烏龍茶醱酵至一半時，與茉莉花一起混合，然後置於通風處乾燥而形成，不過目前有些商人爲減低茉莉花的成本，所以加入的是茉莉花香精。在中國還有以其他花製成的花茶，不過還是以茉莉花茶與中國料理最爲配合，尤其是魚肉腥味、口臭、香菸臭味，可以藉由茉莉花茶而得清香的味道。

在中國還有一種厚醱酵茶，又稱黑茶、黃茶；黑茶與其他中國茶的顏色不同，主要以綠茶爲原料，再經麴菌特殊醱酵，故產生黑色。有人傳說，黑茶有分解脂肪的功能，所以具瘦身效果，雲南普洱茶（爲古典做法，在高濕度狀態下堆積醱酵，再經固形化而形成）、四川茯茶、廣西僮族自治區的六保茶皆爲其代表。

而提到醱酵茶，大家便會想到紅茶，事實上紅茶的發源地並非印度或錫蘭，而是中國於十四世紀時發展出來的。紅茶的製作過程是：紅茶摘採下來後置放於室內或室外，讓它醱酵而成，其中以安徽省祁門紅茶的品質最好，香氣又強，以熱水沖泡後，倒出來的茶色竟是青紅色，芳香如蘭花，是紅茶中的珍品。

中國茶與日本茶的最大不同點在於中國茶以沸水沖泡，因爲中國人傳統上認爲沸水經一〇〇℃沸滾，飲用較爲安全；另一個原因是自來水經消毒後有氯氣味道，若經三分鐘以上的煮沸可以消除氯氣味，這樣沖泡出來的茶才好喝。此外，中國茶與日本茶的不同點還在於中國茶可以沖泡多次，我父親便常將凍頂烏龍茶沖泡五次，而日本茶卻只能沖泡一次。中國的飲茶方式除了以壺盛裝之外，還有以蓋杯方式飲用（每人一個含蓋的杯子）；另外還有功夫茶的喝法（即老人茶），咖啡色茶器配上六個小杯子，一小壺飲用。

中國人的飲茶習慣亦與日本人不同，中國人喜歡的茶大部分都是醱酵中庸的茶。這次我去日本，走過了幾個賣茶的小店，看到分級、分類清楚的茶葉連鎖店，車箱上滿是烏龍茶廣告，路邊一堆烏龍茶自動販賣機，這些都不禁令人回想，以台灣這麼悠久的喝茶歷史、這樣好的茶葉品種，可是究竟缺少了什麼，使得中日貿易逆差越來越大呢？答案可能就在你我，我們需要各個行業的專家，我們需要開放的空間，鼓勵各行業優秀的人才能自由競爭而出頭。「農產品」這個人類最古老的商品，在台灣需要新人的投入，我們才能喝到高品質，令人安心的茶，也才能爲國家開創另一條生路。

發人禪思者——日本茶

日本茶的歷史較中國短，有八百多年，因爲日本人認爲日本茶於一一九一年（約八百年前）由榮西禪師自中國引進，再於京都開始育種，不過筆者卻認爲年代應該更早，因爲早在一千三百多年前的隋唐時代，日本爲數眾多的「遣隋使」、「遣唐使」（自西元六三〇年至八九四年，共十七次）便有機會將中國茶種傳至日本。

日本茶道的盛行應自榮西禪師之後，經由《茶經》、《詩茶養生集》等書漸漸推廣風行。筆者曾在京都祇園地方建長寺見過榮西禪師的紀念碑，日本人直至現今仍到當年（約中國宋代）榮西禪師修行的禪寺參拜，感念他自中國引進茶種的茶恩。

茶剛傳入日本時極其珍貴，只有僧侶與貴族階級才能喝到茶，有許多人認爲僧侶能夠睡得少且精神不至萎靡的原因，是因喝了茶的緣故。直至一九八〇年，日本一般百姓才可喝到茶，而在此之前茶可謂名貴物品，非王公貴族無法享用。

一九五〇年，花道、茶道、懷石料理、庭園的專家——千利休，開始以遮光方式培植柔軟的茶樹，並將茶碾成粉末，使得茶的風味、顏色都能達到人們品茶的標準，可說是集茶道之大成者。一七三八年，日本開始有了現在的煎茶（即綠茶的日本代表），其中「玉露茶」爲煎茶最高級品。煎茶中，於立春八十八天（五月二日）採摘的茶稱爲一番茶，或稱新茶，其維生素C含量及香味皆是最好的，所以又稱不老長壽無病無災的緣起物，故是答贈品中重要的禮物；六月摘的稱爲二番茶，又稱本茶，於泡煎茶時將形狀好的葉子留下來，所以包括了莖、芽等部位，爲茶葉中下品；而八月摘的稱爲三番茶。高級的煎茶稱爲川柳茶，而莖午茶爲番茶的一種，集合茶葉的莖而製成；最高級的煎茶稱爲「燕首白者」，爲玉露茶的莖茶，是上級品，且非常珍貴。

日本煎茶的味道差異頗大，有上、中、下之分別，之所以會有苦澀味是因胺基酸、丹寧等作用之故。製作過程首先以機器採摘、蒸熟、出簍、揉捻、中揉、筋揉，然後再乾燥，因爲茶葉需經揉捻之後味道才會散發出來。它亦是維生素C含量豐富的茶，第一次採收期爲春天，第二次採收期則在夏天六月，第三次是在七月，隨著採收時節的越晚，茶的品質便越差。

而芽茶則是以春天剛開始時茶樹生出的芽所製成的，當然常將它製成玉露茶；而玉露與煎茶所製成的粉便稱爲粉茶。粉茶與抹茶是不一樣的，它的茶葉較碎，而抹茶則是全部抹成粉。抹茶是當茶樹樹枝長出二、三片葉時，以九八％的遮光加以栽培，如此便得嫩芽，將之摘下、經過熱蒸、乾燥後便可碾成茶粉（需將葉脈、葉柄去除）。它亦含豐富維生素E，故是茶類中對身體最有益者。

日本的奉事茶是將番茶以強火燒之，所以過去它並不是高級茶而是次等茶。最近奉事茶也有以上級煎茶炒成，所以便有高級奉事茶的出現。由於奉事茶經過高熱煎炒，所以香味較香、雜菌減少、咖啡因與丹寧亦變少了，所以是孩童與病人可以飲用的茶。

日本還有所謂的釜草茶，爲佐賀、宮崎、長崎等地特產。將茶摘下後不經蒸煮，直接於釜中加熱以防止茶葉醱酵，與中國茶較爲接近。

日本的綠茶屬不醱酵茶種，他們直接從茶樹上摘取茶葉，再於火上加熱，使茶的酵素失去活性，無法產生醱酵褐變，故日本茶有其獨特的澀味、顏色墨綠、味道較淡、香味自然。此外，日本亦有所謂的黑茶及碁石茶等醱酵茶。還有值得介紹的茶即玄米茶，是將一般的煎茶與糙米以一：一比例混合，由於糙米是經爆香，故味道非常香醇，融合了茶香與米香，頗具禪意。

日本人泡茶講究水溫，需視茶種、人數不同而定。依據日本食品學的推薦，三個人泡玉露茶時，需茶葉一〇公克、五〇℃熱水一〇CC，泡二・五分鐘，浸出液二二CC，每人飲用七・三CC，這時每人吃進去的咖啡因含量爲一三・一毫克。

而日本最常見的綠茶——煎茶的高級泡法（三人品嘗）是上等煎茶六公克，加七〇℃熱水一七〇CC，泡二分鐘，浸出液體量爲一四〇CC，共三人份，每人飲用四〇・九CC，所含的咖啡因含量爲九・七毫克。中等煎茶的泡法（五人飲用）則需茶葉增多，爲一〇公克，九〇℃熱水四三〇CC，沖泡時間需縮短爲一分鐘，浸出液約三〇〇CC，每人飲用七五・四CC，所含咖啡因含量爲三毫克。比較次等的煎茶泡法（五人品嘗）則需茶葉十五公克，滾水六五〇CC，沖泡半分鐘，浸出液六〇〇CC，每人喝一二〇CC，這時每人吃進二一・五毫克的咖啡因。故日本最高級綠茶「玉露」沖泡的時間、茶量最少，水溫最低，不過所含的咖啡因卻非最低，可能是最高的；相對地，次等煎茶沖泡時所需的茶葉量、水量較多，水溫較高，沖泡時間較短，不然會有苦澀味。大致而言，日本飯店皆有免費的煎茶供客人飲用。

番茶則是春、秋雨季時茶樹繼續生長的硬葉，沖泡方法（五人品嘗）爲茶葉十五公克、熱水六五〇CC，泡半分鐘，浸出液爲五八〇CC，每人飲用一一六CC，所含咖啡因含量二八毫克。

另一種日本茶——焙茶，呈紅褐色，與番茶一樣皆經強火煎煮，故有其香味。其沖泡法（五人品嘗）爲茶葉一五公克、沸水六五〇CC，泡半分鐘，浸出液五七〇CC，每人飲用一一四CC，吃進的咖啡因含量爲二二・八毫克。

每一〇〇公克的茶葉含有鈣二毫克、磷一～二毫克以及不同成分的鉀、少量維生素B_2，至於菸鹼酸及維生素C含量則視品種不同而有不同的含量。茶類中較有營養價值者算是日本的抹茶（綠色粉末狀的茶，茶道時沖泡的茶），其特別之處在於蛋白質含量三〇・七公克、脂肪五・三公克、醣二八・六公克、纖維一〇公克，且含豐富的鈣、磷、鐵、鈉、鉀，尤其維生素A的效價高達一六〇〇〇國際單位、維生素B一〇・六毫克、維生素B_2一・三五毫克、菸鹼酸四毫克、維生素C六〇毫克。

宮廷饗宴之後——紅茶

茶在歐洲的重要性從德國的茶需要扣稅的事上便可得知。歐洲於十六世紀開始輸入中國茶，荷蘭亦於此時輸入日本茶，當時自廣東、福建進入中國的西歐人，如英國、法國、荷蘭等，都以南方的漢語稱茶爲「替」或「得」；而從北方進入的東歐人（如俄國人）則稱茶爲「撤」。歐洲人曾嘗試以自己的方式製作茶，不過於十八世紀前半，英國還是自中國輸入紅茶。

英國人原本是喝綠茶與半醱酵的烏龍茶，到了十七世紀才開始飲用紅茶，這有好幾個傳說，一是綠茶或烏龍茶在船運途中經過赤道，使得放置於高溫潮濕船艙內的綠茶或烏龍茶產生黑變，而成爲紅茶；另一說法是，自英國於十七世紀視肉食爲主體之後，烏龍茶中醱酵特別強的武夷茶便漸漸與英國的新飲食文化結合起來，於是英國人便改喝紅茶。一八二三年，英國人於印度東邊阿薩姆山區開始種植大葉型的阿薩姆茶，之後逐漸遍及印度及錫蘭等地，成爲紅茶之代表，所以英國人喝紅茶是十八世紀以後的事了。

現在在英國喝茶可比中國講究多了。筆者於日本NHK電視台上看到日本人採訪英國紅茶的故鄉，得知英國的茶葉專賣店非常講究，他們茶葉放置的情形與台灣中藥店類似，將茶葉放置於各個小抽屜內，需要時取出，再以天秤稱重量，非常有意思；相對地，台灣的專賣店則較爲簡陋，建築以石頭、水泥砌成，風格不中不西，且茶葉以鐵罐裝置。也就因英國對茶如此的講究，且受到政府完整的監督，使得英國紅茶的風味、品質都達到世界最高的標準。

而印度紅茶的產量占世界紅茶產量的五〇%以上，包括了大吉嶺紅茶、阿薩姆紅茶、尼魯吉利紅茶，這些紅茶在印度地區是非常有名的。阿薩姆紅茶的特色是顏色非常鮮豔，且茶味甘美；而大吉嶺紅茶則有強烈的芳香且味道豐富，有人形容它的香味如同muscat葡萄酒，非常甜美，是筆者非常喜歡的白酒之一，也因爲如此，所以在英國的紅茶中，大吉嶺紅茶才會如此有名；在台灣，許多品牌的茶包中也都攙有大吉嶺茶種在內。

錫蘭紅茶現今應稱爲斯里蘭卡紅茶。其中的烏巴茶是世界上三大名茶之一，爲錫蘭紅茶的代表。它的色澤非常明亮，呈濃郁的紅色，且有獨特、強烈的香氣，因此讓它擠入三大名茶的行列中。而錫蘭茶中的奴瓦拉埃利亞紅茶的顏色較淡，香味較優雅，帶有一點澀味，爲其特點；丁布拉紅茶帶花香味，亦是有名的紅茶。

東非的肯亞、烏干達、坦尙尼亞等地曾是英國殖民地，所以亦產一些紅茶。根據書上記載，肯亞茶與錫蘭茶非常類似，新鮮的濃郁芳香是其主要特色，新鮮的茶葉帶有清香的味道，不過筆者未曾喝過。烏干達所產的紅茶屬印度系統的紅茶，味道不錯，丹寧成分多；此外，顏色鮮豔、質地佳的阿薩姆紅茶產量亦不少。

在飛機上、西餐廳裡，侍者問說要咖啡還是茶時，大家不要以爲他問的是日本茶或是中國茶，這裡指的是世界上喝得最多、占八〇%的紅茶。紅茶是含咖啡因與丹寧含量多，但不含維生素C的飲料。紅茶三公克放於二〇〇CC的熱水中五分鐘，這時倒出來的紅茶含有丹寧占四・八九%、咖啡因二・二四%。而紅茶茶包的沖泡法（一人品嘗）是茶葉三公克、沸水一五〇CC，泡二・五分鐘，浸出液一三〇CC，這時所吃進去的咖啡因含量爲三六・二毫克，故其咖啡因含量頗高；另外，紅茶茶包（Teabag）的沖泡方式則是加一〇〇℃熱水一五〇CC，浸出液一四〇CC，一人飲用，咖啡因含量二二・七毫克。

丹寧雖然對胃具刺激性，可是它是賦予紅茶顏色、香味以及味道的一個重要化學物質。丹寧含量高的紅茶據說其茶脂較高，也具較好的解毒作用，以及具提振精神效果；另一方面，咖啡因可以恢復疲勞、利尿、醒覺，使得人們精神爲之振奮起來，以及促進消化。茶爲鹼性飲料，可以使食肉量多的西歐民族血液酸鹼性中和，所以是世界上許多地方推薦的飲料。

一般紅茶的沖泡方法是將紅茶茶葉放入較中國茶壺大而圓的茶壺裡，然後以沸水沖泡。沸水倒入之後爲了保溫，所以在茶罐外套上一層保溫棉墊，待茶葉完全沖泡開之後再以濾網濾掉。另外還有人用鍋子煮茶，當水煮沸之後再於鍋內加入茶葉，直到香味四散再將鍋蓋蓋上，熄火，燜了十五分鐘後再將鍋中的茶倒入容器內。而冰紅茶的做法則是將茶壺中的熱茶倒入裝有碎冰塊的玻璃杯中，這時再依個人口味加入牛奶或檸檬。

熬夜、疲勞者的振奮劑——咖啡因

茶喝了會累積較多的交感神經作用的物質，身體因而產生較高亢的交感神經張力，於是會產生心跳加速、血壓微升、心博增加、精神亢奮、眼睛瞳孔放大及不眠等現象。許多人喜歡喝茶，一旦一天沒喝茶，就好像洩了氣的皮球，無精打采，這就是所有咖啡因飲料的特色。

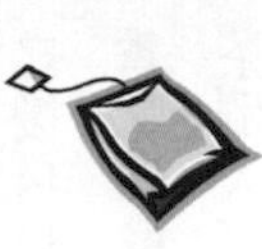

大家在看到這些交感神經興奮的症狀，有如安非他命一般，其實應該說安非他命是一種假的交感神經作用物質，由於它又不受身體代謝影響，所以會更興奮，因此許多人便用咖啡因以及安非他命作爲減肥的工具。咖啡因喝多了，不會致命，但安非他命的副作用可大了，是會致命的，直至目前，已有許多減肥的人死於安非他命。

一八二〇年人們於咖啡中發現咖啡因，七年後又發現茶類亦含咖啡因成分。咖啡因能針對大腦的中樞神經做興奮以及恢復疲勞的強心作用，此外還有利尿、覺醒（去除睡意），以及促進消化等作用。個人對咖啡因是非常排斥的，因爲喝了茶之後睡不著覺，十分難過；有時喝了茶，精神在亢奮狀態下不覺得疲倦，所以咖啡因會隨著不同飲料的出現而呈現不同的反應結果。

茶類除了含咖啡因之外，亦含丹寧成分，它是賦予茶類苦味、顏色的重要物質，是茶中含量最高的成分。不單茶類含有丹寧，植物中亦廣泛含有丹寧；而丹寧是複數的，每種植物亦含有好幾種丹寧。茶的丹寧又稱卡德金，主要由四種種類混合而成，具有治癌、防治老化與癡呆，甚至可以解毒大腸菌，因此對於腸胃的黏膜保護具有一定的作用。

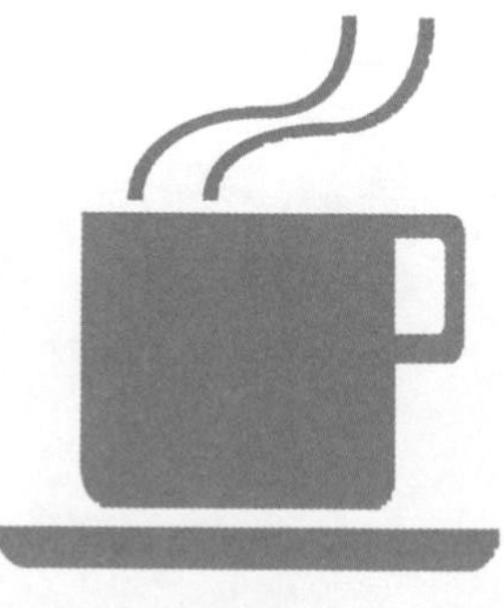

健康生食

洪建德醫師系列 1

作　　者／洪建德
出 版 者／生智文化事業有限公司
發 行 人／林新倫
總 編 輯／孟　樊
登 記 證／局版北市業字第677號
地　　址／台北市文山區溪洲街67號地下樓
電　　話／(02)2366-0309　2366-0313
傳　　真／(02)2366-0310
印　　刷／科樂印刷事業股份有限公司
法律顧問／北辰著作權事務所　蕭雄淋律師
初版一刷／1999年7月
定　　價／新臺幣180元

北區總經銷／揚智文化事業股份有限公司
地　　址／台北市新生南路三段88號5樓之6
電　　話／(02)2366-0309　2366-0313
傳　　真／(02)2366-0310

南區總經銷／昱泓圖書有限公司
地　　址／嘉義市通化四街45號
電　　話／(05)231-1949　231-1572
傳　　真／(05)231-1002

ISBN　957-818-023-3
網址：http://www.ycrc.com.tw
E-mail：tn605547@ms6.tisnet.net.tw

國家圖書館出版品預行編目資料

健康生食／洪建德著. - - 初版. - -臺北市：
生智，1999〔民 88〕
面：　公分. - -（洪建德醫師系列；1）

ISBN　957-818-023-3（平裝）

1.飲食　2.營養　3.食物治療

411.3　　　　88007584